AF452282

CHARLES MATHIOT

Une Croisade

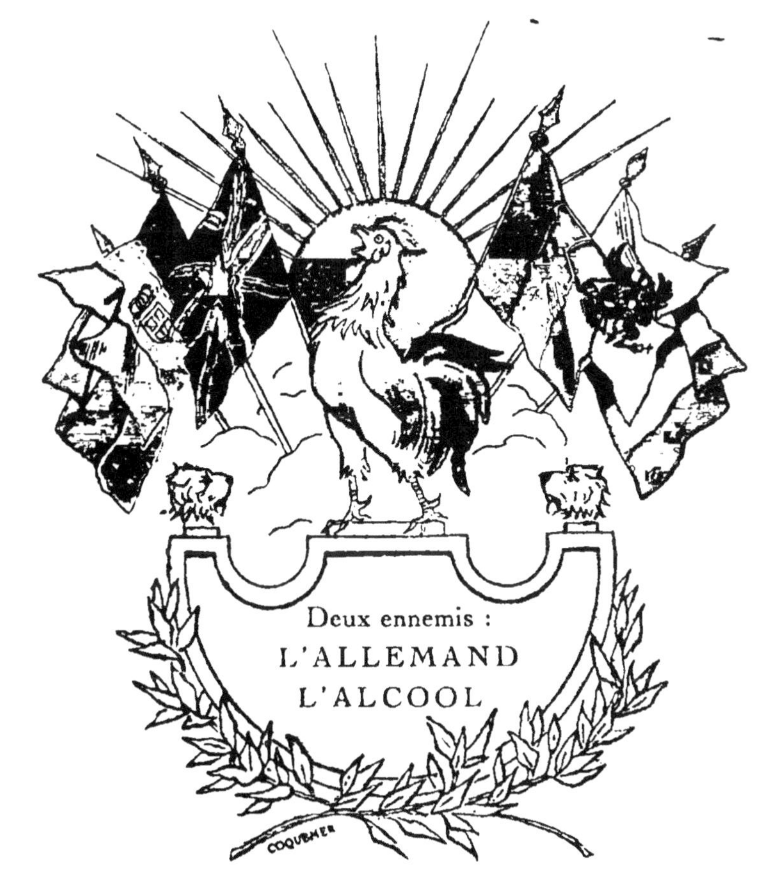

ERNEST FLAMMARION ÉDITEUR
PARIS — 26, RUE RACINE — PARIS
1918

UNE CROISADE

CHARLES MATHIOT

UNE CROISADE

PRÉFACE
DE
M. LE BATONNIER CHARLES CHENU

AVANT-PROPOS
DE
M. EMILE VANDERVELDE
Ministre d'Etat Belge.

PARIS
ERNEST FLAMMARION
26, RUE RACINE

1917

PRÉFACE

DE

M. LE BATONNIER CHARLES CHENU

MON CHER AMI,

Vous aussi, vous attaquez. Vous êtes brave.

Je suppose en effet que vous êtes sans illusions sur la puissance de l'ennemi que vous voulez combattre, comme sur le sort qui vous attend.

Non seulement l'Alcool est toujours debout, comme le Veau d'or chanté par Mephisto, mais de la ville aux campagnes, de l'usine aux champs, du front à l'arrière il a étendu et affermi son empire. Il coule, il ruisselle, il déborde. Il se joue des digues qu'on lui oppose, comme le flux de la mer des murs de sable qu'à coups de pioche les enfants élèvent sur la plage. Il passe et par mille et mille canaux va s'infiltrer dans les veines de ses innombrables sujets, pour y empoisonner le sang de France.

L'Alcool est roi.

J'ai bien cru cependant à certain moment que son trône chancelait et que son sceptre était en péril. Il y aura trois ans bientôt. La preuve de sa malfaisance était acquise. Le nombre de ses crimes était établi par les statistiques les mieux

vérifiées. Son influence funeste sur le recrutement de nos effectifs militaires et sur leur qualité
n'était ni contestable, ni contestée. Au mal qu'il
avait fait on pouvait mesurer le tort qu'il cause-
rait au pays en guerre, obligé désormais de ras-
sembler toutes ses forces vives et saines. La défense nationale exigeait la condamnation et l'exécution du malfaiteur. A ceux qui le dénonçaient
nul alors n'osait contredire. Ses défenseurs intéressés se taisaient. Ni ceux qu'il enrichit, ni ceux
qu'il mène à la misère et à la déchéance, ni ceux
qu'il fait vivre, ni ceux qu'il tue ne se sentaient
alors de force à résister au courant d'opinion qui
s'était formé contre le criminel. On eût accueilli,
comme une délivrance et comme un gage de régé-
nérescence nationale, toute mesure qu'aurait prise
le Parlement pour mettre fin à cette tristesse et
à cette honte.

Le Parlement a reculé devant la tâche facile qui
s'offrait à lui. La crainte de l'électeur l'a fait hési-
ter. Il a supprimé l'absinthe et, au lieu d'être en-
couragé par l'accueil fait à cette demi-mesure, il
s'est arrêté comme fatigué d'un tel effort et étonné
de tant d'audace.

Nous savons alors ce qui s'est passé. La riche
et puissante féodalité de l'Alcool a repris courage
et confiance. Elle a tiré parti du désarroi dans
lequel la guerre précipite un pays. Les souffrances, les deuils, les dangers, les fatigues re-
cherchent la consolation, l'oubli, l'étourdisse-

ment, de quelque qualité qu'ils soient. L'alcool
les procure : à quel prix, hélas ! L'alcool devint
le stimulant du combattant sur la ligne de feu,
et le compagnon de misère, de travail ou de dé-
sœuvrement partout ailleurs. Après l'alerte du
début il se sentit revenu à la sécurité. On l'avait
par l'interdiction de l'absinthe dépouillé de sa
robe verte. A cela se réduisait le dommage. Sous
tout autre costume il conservait son droit de libre
circulation. Et il en usait, le bandit !

En vain les associations et les ligues se consti-
tuaient, les conférences et les discours se succé-
daient, les vœux se formulaient, les tracts se dis-
tribuaient. L'alcool ne s'inquiétait pas, se sachant
protégé par l'insouciance et la timidité des pouvoirs publics. Il alla jusqu'à s'enhardir et em-
baucha des avocats de sa détestable cause. Il se
trouva des écrivains et des journaux, non seulement pour présenter sa défense, mais pour chan-
ter ses louanges et entreprendre son panégyrique.
Oui, nous avons lu cela, vous le rappelez dans
votre livre. Oui, nous avons entendu soutenir que
l'alcool était, au cours de cette guerre, un des
bons serviteurs de la Défense Nationale. C'était
lui qui exaltait le courage du poilu. C'était lui
encore qui consolait les veuves et les orphelins et
d'une goutte prise à propos leur versait l'oubli
bienfaisant et la salutaire ivresse.

Quant à ceux qui contestaient les mérites de cet
ami du soldat et de ce consolateur des familles,

on les dénonçait comme faisant la besogne de
l'ennemi, comme des agents du Kaiser? Ne con-
duisaient-ils pas la France à la défaite en voulant
opposer aux troupes allemandes échauffées d'alcool une armée gorgée de tisanes jusqu'à l'ané-
mie? Ne compromettaient-ils pas la belle tenue
de la nation en mesurant ou refusant aux familles
de la campagne et des villes le breuvage, créateur d'énergies et de courage?

Quand j'ai, comme vous, connu cette lyrique action de grâces au grand Empoisonneur, j'ai cru d'a-
bord à une sinistre plaisanterie. Mais non. Sérieuse
était la *Revue* où ces choses étaient imprimées ;
sérieux était celui qui les avait écrites. Quand je
dis qu'il était sérieux, je ne lui fais pas l'injure de
penser qu'il était sincère et qu'il ajoutait foi à
d'aussi énormes fantaisies. J'entends que, chargé
de défendre certains intérêts, il se croyait assez
sûr de l'heure et du terrain pour risquer cette offensive et entreprendre, sans rire ni sourire, l'apolo-
gie de son triste client. Et c'est lui qui avait raison,
puisque la chose a passé sans provoquer révolte
ni scandale et que, suivant toute vraisemblance,
ce prêche a dû être recueilli par des oreilles
complaisantes, que le nombre des ouailles qui sa-
crifient à l'alcool a dû s'en accroître pour le plus
grand profit de ceux qui ont inspiré le prédicateur.

Une telle audace appelait une riposte qui n'est
pas venue. A l'heure où je vous écris, vous savez
où nous en sommes.

La consommation de l'alcool est réglementée. Les hommes n'ont plus par jour que quatre heures pour se saoûler : c'est largement suffisant pour assurer la saoûlerie intégrale des vingt autres. Les femmes et les mineurs se voient refuser l'accès du zinc ; mais le garde-champêtre et les gendarmes ont bien autre chose à faire qu'à s'assurer qu'aucune commande d'épicerie n'est chez le débitant arrosée d'une goutte. On ne peut plus se faire livrer et emporter un demi-litre ou un litre de la funeste liqueur, mais on en peut acheter deux ou plus, ce qui est bien la manière la plus cocasse de restreindre la consommation.

Autant dire que rien n'est fait.

Nous avons la carte de sucre et la carte d'essence. Nous aurons la carte de viande, la carte de charbon et le carnet de pain. Jamais (et combien je voudrais me tromper !) jamais nous n'aurons la carte d'alcool. On ne touchera pas à l'alcool.

Partez tout de même, mon cher ami, pour la croisade et combattez l'infidèle. Votre livre est bien fait ; votre démonstration est irréfutable ; les remèdes que vous proposez sont efficaces ; il n'est que de les appliquer.

Et maintenant, cherchez un abri : les injures vont pleuvoir.

L'Alcool ne permet plus qu'on attente ni à sa majesté, ni à ses bénéfices. Il a d'immédiates et vengeresses répliques. Quiconque désormais refuse de voir en lui le préparateur de la victoire s'expose au châtiment. Je viens d'en faire l'expérience.

Ayant quelques raisons de m'intéresser au sort de nos chers combattants, mais comprenant leur intérêt autrement que la *Revue Vinicole*, je me suis aventuré à approuver les mesures prises pour la protection des permissionnaires aux abords des gares. J'ai eu le malheur de citer le bistro au nombre des tentations qui les guettent. Je le disais dans la sincérité de mon cœur et la pureté de mes intentions, sans penser à la *Revue Vinicole*. Mais elle veillait, l'honnête *Revue*, Oh! mon ami, qu'ai-je pris?

Je ne vous dirai, pour vous permettre d'en juger, que le titre. *Le coup de pied de l'Ane* tout simplement. L'Ane, c'est moi : vous m'avez reconnu.

La comparaison d'ailleurs est heureuse, car elle a l'exceptionnel mérite de satisfaire à la fois la colère et le mépris de celui qui l'a trouvée et la justice qu'aime à se rendre celui à qui elle s'applique. L'âne est un serviteur modeste et fidèle, dur aux coups, et sobre. Oh! si sobre. C'était dès lors la pire des injures pour la rédaction de la *Revue Vinicole*. C'est à mes yeux presque un compliment. Je l'accepte donc et j'encaisse.

Mais en me demandant de préfacer votre livre, vous n'aviez pas prévu sans doute que vous mettiez un âne en flèche à votre attelage. Nous voici en tandem. Je m'en félicite. Consolez-vous en.

Bien cordialement.

C. CHENU.

AVANT-PROPOS

DE M. EMILE VANDERVELDE
MINISTRE D'ÉTAT BELGE.

C'est à mon retour d'un voyage en Russie que j'ai trouvé les bonnes feuilles de ce livre.

Nous venions de passer six semaines à Pétrograd, au lendemain de la Révolution la plus soudaine et la plus radicale qui ait jamais bouleversé les institutions d'un pays. La Révolution qui amena la chute de la monarchie française avait duré trois ans, de 1789 à 1792. La Révolution qui détermina l'effondrement du Tsarisme dura trois jours. Et, pendant trois mois, dans la capitale de ce qui avait été l'Empire Russe, on peut dire que rien, absolument rien, ne remplaça les organes supprimés de la force publique : pas un policier ; pas un gendarme ; pas une patrouille ; rien qu'une vague milice de volontaires, sans expérience et sans autorité.

Que pareille anarchie, qu'une aussi totale absence de toute autorité se soit produite dans une de nos grandes villes, à Paris, à Bruxelles, à Londres, à New-York, il n'est point douteux que d'innombrables violences eussent été commises et qu'à la faveur de cet universel désordre, ni les biens, ni les personnes n'eussent connu la moindre sécurité.

Or, ce fut notre grand étonnement à Pétrograd, de constater qu'il n'en était pas de même. Certes, il y eut, sur quelques points, des « reprises individuelles », des actes isolés de pillage, démesurément exagérés d'ailleurs par la presse occidentale. Mais dans l'ensemble, jamais grande ville ne fut aussi calme, aussi paisible que cette capitale de deux millions d'âmes, pendant les mois qui suivirent la Révolution.

Tous les jours, dans les ci-devant théâtres impériaux, on organisait, au profit d'œuvres sociales, des concerts-conférences auxquels assistaient des milliers de personnes ; on y faisait de la musique, généralement excellente ; on y entendait des discours, fréquemment subversifs ; mais jamais, dans ces assemblées révolutionnaires, je n'ai vu de ces mouvements de foules, je n'ai entendu de ces clameurs, de ces interruptions volontaires, qui sont la monnaie courante de nos réunions politiques de ce côté de l'Europe.

D'autre part, dans les rues, la vie continuait comme à l'ordinaire : on voyait à la porte des boulangeries de longues files de pauvres attendant patiemment leur ravitaillement en grossier pain noir et, tout auprès, dans les restaurants riches, des bourgeois, des officiers faisaient de fastueux repas, sans que ce contraste éclatant de la richesse et de la misère provoquât des réactions violentes, qui n'eussent été empêchées par aucune répression.

Comment expliquer ce calme, cette patience, cette douceur, vraiment extraordinaires, chez des foules qui étaient sûres de l'impunité et qui venaient de passer, qui passent encore par les plus rudes souffrances?

Il faut, assurément, en faire honneur, à la sociabilité, à l'aménité, si remarquables, du caractère Russe.

Mais tout le monde sait cependant qu'en Russie, l'homme du peuple, si paisible quand il est à jeun, peut devenir une véritable bête féroce quand il a bu de l'alcool.

Aussi la réponse que l'on nous faisait, lorsque nous nous étonnions de ce que la Révolution Russe avait été si peu sanglante, de ce que Pétrograd restait si calme, était invariablement la même : « c'est parce que l'on a supprimé la vodka. »

Si bien qu'en définitive, on peut dire que si le Tsar a pu être renversé du trône, sans qu'aucune voie de fait n'ait été commise ou tentée contre lui, et si, d'une manière générale, la Révolution Russe n'a pas été une Révolution sanglante, c'est parce qu'elle a été une Révolution sans alcool, c'est parce qu'en cette matière, le Tsarisme a fait preuve d'une énergie réformatrice dont nos grandes et petites démocraties feront bien de s'inspirer.

On trouvera, dans le livre de M. Charles MA-
THIOT, une documentation précise et abondante
sur les ravages de l'alcool en France, sur les remèdes que l'on propose contre le fléau, sur les
moyens qu'il conviendrait de mettre en œuvre
pour qu'ils soient réellement appliqués.

Mais qu'il me soit permis de le dire, j'ai la conviction que l'on ne fera rien qui vaille aussi longtemps que, par une propagande tenace et inten-
sive, on n'aura pas fait disparaître ce préjugé néfaste que l'*usage* de l'alcool est recommandable,
que son *abus* seulement doit être condamné.

Or, ce que l'on ne saurait assez répéter c'est
que l'alcool est un *poison*, qui fait plus ou moins
mal, selon que l'on en prend peu ou beaucoup,
mais qui ne fait jamais de bien.

Le jour où cette idée aura pénétré dans les
masses, où l'on ne trouvera plus, comme c'est le
cas aujourd'hui, des milliers de braves gens pour
soutenir qu'il ne faut pas s'enivrer, que l'ivrognerie est un vice, mais qu'un petit verre, de
temps à autre, est un stimulant nécessaire, un
coup de fouet pour l'organisme, un remède contre
le froid, contre la fatigue, contre la dépression,
alors, mais alors seulement, il sera possible de
vaincre, par la force de l'opinion, les puissantes
coalisations d'intérêts qui font obstacle à toute
réforme sérieuse.

Dans des pays démocratiques comme les nôtres,
les réformes ne viennent pas d'en haut. mais d'en

bas. L'éducation, la conversion des masses doit
précéder nécessairement l'action du législateur.
Le consciencieux et intéressant travail de M. Mathiot armera pour cette propagande de salut public les hommes de bonne volonté qui sont soucieux de défendre le peuple contre son pire ennemi intérieur. Qu'il en soit remercié.

EMILE VANDERVELDE.

UNE CROISADE

En ces heures où l'âme française remonte vers les cimes, où les fils font à la Patrie le sacrifice suprême, qu'à l'arrière leurs aînés préparent l'avenir, qu'ils assurent le salut national !

De toute urgence, la lutte contre l'alcoolisme s'impose. Des ligues constituées doit partir le mouvement libérateur. Une croisade énergique doit être entreprise : elle a ses apôtres, elle a ses cadres, elle aura ses orateurs.

Agir, pour arriver au plus tôt à détruire le fléau est *un devoir civique :* s'abstenir, *un crimē de lèse patrie.*

Le moment est venu des grandes initiatives.

Le souffle de la tourmente a secoué les apathies
du temps de paix. Les yeux semblent mieux
voir, et ce qu'ils voient, quand ils s'arrêtent
sur la masse formidable des alcooliques, est
un spectacle affreux. Nous montrerons le mal,
nous en indiquerons les remèdes, nous étudierons les moyens opportuns pour en faire naître
les ordonnances et en surveiller l'administration.

CHAPITRE I

VUE D'ENSEMBLE

L'alcool est un épouvantable fléau. — L'Europe et les
Amériques. — La Suède et la Norvège. — Danemark.
— Angleterre. — Pays Bas. — Suisse. — Allemagne.
— Italie. — Etats-Unis. — Russie.
Situation de la France. — Les Efforts.

Jetons d'abord un coup d'œil général sur là
question.

Le procès de l'alcoolisme est jugé. Il serait
suranné de le refaire.

« L'alcool est un des grands générateurs de
la misère, l'un des principaux pourvoyeurs de
la prison et de l'asile, l'un des plus importants
facteurs de maladie qui soient, notamment de
la tuberculose et des tares congénitales (1).

Cela ne se discute plus.

Tout l'univers civilisé a connu les méfaits de
l'alcool et l'univers civilisé presque tout entier,
qu'il s'agisse de la vieille Europe ou des Amériques, a pris des mesures contre le fléau. Certains pays l'ont terrassé.

---

(1) Professeur Gilbert Ballet, *Académie de Médecine*, 23 février
1915.

La France, dans ce domaine, a fait preuve d'une mollesse coupable. Par inertie gouvernementale, par aveuglement des représentants du peuple, trop soucieux de ne pas nuire aux tenanciers de ces officines dispensatrices du poison, dans lesquelles se nouent les intrigues électorales et s'achètent les votes ; par insouciance des autorités compétentes, qui en sont facilement arrivées à se convaincre que les lois en la matière sont faites pour ne pas être appliquées ; souvent par extrême indulgence des juges devant qui viennent *quelquefois* s'écrouler les lamentables alcooliques, nous sommes voués, si nous ne réagissons pas, et vite, à une irrémédiable décadence. Et pourtant, les exemples de ce que peut réaliser une volonté désireuse d'extirper le mal fourmillent autour de nous.

C'est la Suède et la Norvège chez qui l'ivresse publique n'est pour ainsi dire plus qu'un souvenir. Dans ces pays, la vente des spiritueux au détail a été concédée à des sociétés à monopole, qui, n'ayant pas le droit de réaliser des bénéfices sur la vente, n'ont aucun intérêt à en augmenter le débit. On y compte *un* cabaret par *cinq mille* habitants, alors qu'en France il y en a en moyenne *un* pour *quatre-vingt deux* (soixante fois plus).

C'est le Danemark, qui, le 10 mai 1912, a promulgué une loi draconienne, réglementant le débit des liqueurs fortes.

C'est l'Angleterre qui, grâce aux taxes sur l'alcool qui dépassent 700 fr. l'hectolitre et à ses édits sur les licences, a fait tomber en moyenne la consommation à 1 litre et demi par habitant en un an, alors que pendant la même période, au Havre, par exemple, la consommation taxée de l'alcool à 100 degrés s'est élevée en 1913, à plus de 13 litres par habitant.

Ce sont les Pays-Bas, la Suisse, et dans une mesure moindre mais néanmoins appréciable, l'Allemagne, l'Italie, les Etats-Unis, qui ont enrayé ce mal, qui prend chez nous les proportions d'une calamité publique.

C'était hier la Russie.

On sait que, presque dès le début des hostilités, le gouvernement russe a interdit la vente de l'alcool dans tout l'Empire.

L'oukase des 13-26 octobre 1914 était radical. L'État sacrifiait, en pleine guerre, *un milliard sept cents millions* de recettes annuelles, soit un peu plus du cinquième des recettes totales du budget. Nous savons que la condition de la femme s'est immédiatement améliorée ; que les cas de sévices et de brutalité ont presque disparu ; que l'enrichissement du paysan et de l'ouvrier a considérablement augmenté depuis qu'ils

ne peuvent plus s'intoxiquer, que la productivité du travailleur a décuplé, décuplant du
même coup la richesse, conséquence du rendement supérieur du travail (1).

Lors de son dernier voyage à Paris, M. Bark,
ministre des Finances de Russie, a fait ces déclarations (2) : « *Les Caisses d'épargne de l'Empire*

.(1) Dans la belle conférence que M. Joseph Reinach a faite
le 23 avril 1915, à la Ligue de l'Enseignement, nous avons relevé ces paroles :

« Hier l'un de nos officiers les plus distingués, revenant
d'une mission en Russie, me disait que la conséquence
de la prohibition de l'alcool avait été dans ce magnifique
empire la cause immédiate d'une prospérité inouïe, sans
précédent. « On ne reconnaît plus la Russie, me disait-il,
le moujik est propre, bien tenu ; son logement se transforme, s'embellit. Délivrée du prétendu stimulant qui est
l'alcool, la qualité de la main-d'œuvre a doublé. Les trois
quarts du gain de l'ouvrier allaient à la vodka, au traktir,
aux repaires de la puissance des Ténèbres. Il les emploie
aujourd'hui à améliorer sa situation, à s'assurer par les
dépôts aux caisses d'épargne le pain de ses vieux jours ».
A Moscou et à Pétrograd, cet officier a vu cinquante chefs
d'industrie. Ils lui ont dit : « Dès à présent nous doublons
le nombre de nos usines. »

« Le prétendu argument économique, financier, budgétaire, n'est donc qu'un mensonge de plus à ajouter à tous
ceux qu'invoque, pour sa défense, l'ennemi public. Loin
d'appauvrir le pays, la suppression ou la réduction de
l'alcool l'enrichira dans des proportions incalculables.

(2) GEORGES LACHAPELLE. *Revue de Paris*, L'alcoolisme (1er décembre 1915).

*atteignaient péniblement, en 1913, un excédent de
600.000 roubles. Fin décembre, cinq mois après la
prohibition de l'alcool, cet excédent atteignait déjà
29 millions de roubles, soit environ cinquante fois
plus. Mais voilà qui est plus fort, rien que dans la
première quinzaine de janvier 1915, le peuple russe
(et notamment les ouvriers et les moujicks) a remis
aux mêmes caisses d'épargne 25 millions de roubles
qui jadis étaient gaspillés au cabaret.* »

Puissant argument que la *Commission d'hygiène*
de la Chambre pourra développer et faire connaître à la *Commission de législation fiscale* trop
souvent son adversaire, quand il s'agit de faire
aboutir les projets de loi relatifs à l'ivresse publique, à la diminution des débits de boisson et
à la suppression du privilège des bouilleurs de
cru (1).

Augmenter les ressources d'un pays, accroître le rendement de l'impôt, c'est tout un. Ou toute la science économique n'est qu'une duperie et le bon sens n'est qu'un
mot ».

(1) Nous avons extrait du journal *La Victoire* cet article dû
à la plume vigoureuse et alerte de Gustave Hervé.

MORT A L'ALCOLISME

Qu'est-ce que signifient toutes ces discussions parlementaires qui n'en finissent plus ?

Ah çà ! est-ce qu'aucun député ne se lèvera pour

*
* *

Est-ce à dire qu'en France aucune voix ne s'est élevée pour dénoncer le péril et proposer les remèdes.

---

prendre le taureau par les cornes et dire le mot que tout le monde attend ?

Interdire la fabrication et la vente de l'absinthe : bien !

Limiter le nombre des débits de boissons ; bien encore !

Mais est-ce qu'on va laisser le pays s'empoisonner de bitters, de picons, de vermouths, de tous ces poisons connus sous le nom d'apéritifs, et qui sont à peine moins dangereux que la « verte » ?

Et le petit verre, depuis le tord-boyau jusqu'aux fins cognacs et aux liqueurs fortement alcoolisées, est-ce qu'on va le laisser impunément continuer ses ravages ?

Des demi-mesures avec les poisons qui ont presque détruit cette admirable race normande, qui font regorger de plus en plus toutes nos maisons d'aliénés, et qui, de proche en proche, sont en train de détraquer toute notre race jadis si saine et si bien équilibrée !

Quoi ! qu'est-ce qu'on craint ?

De tarir une des richesses de la France en tuant toutes nos fabriques d'alcool et de liqueurs ? Comme si ce n'est pas doubler la richesse du pays que de le guérir radicalement d'un mal honteux qui détraque les nerfs et les estomacs, qui transforme des millions de nos compatriotes en d'ignobles brutes, des centaines de ménages en enfers, qui est en train de tuer notre race plus sûrement que toutes les marmites de l'artillerie allemande !

Les intérêts du fisc ? Les 500 à 600 millions que rapporte annuellement au budget l'ivrognerie nationale ?

Sans vouloir dresser un palmarès, il est juste de dire les noms des citoyens dévoués qui ont estimé de leur devoir patriotique de signaler le danger qui menace l'avenir proche de la race.

Citons d'abord les disparus.

En tête, le regretté sénateur, Théophile Rous-

C'est l'affaire du Ministre des Finances de trouver de quoi boucher ce trou énorme dans sa caisse. Un trou de 500 à 600 millions de plus dans le budget, à l'heure actuelle, tant que durera la guerre, où nous faisons danser les milliards, n'est pas une affaire.

Après la guerre, l'augmentation de la richesse publique et de la productivité générale, par suite de la disparition de l'alcoolisme, permettra facilement de trouver des ressources compensatrices.

Les intérêts particuliers des fabricants de poisons ? Les intérêts des bistros qui les débitent, et qui perdront le plus clair de leurs revenus quand ils seront réduits à ne plus débiter que du vin, du cidre, de la bière, du thé ou du café ?

En d'autres temps, les cris de putois qu'ils vont pousser auraient pu nous attendrir.

Mais en ce moment ! En ce moment où, sur l'autel de la Patrie en danger, la plupart des Français ont immolé tous leurs intérêts privés ! Où ils ont tout quitté, tout perdu, le travail qui les faisait vivre, leur repos, leur bien-être, leur famille, leurs amours ! Où tous les jours, en pleine force, à la fleur de l'âge, des millions des nôtres font le sacrifice de leur vie pour que la nation ne meure pas ! Et nous hésiterions à léser des intérêts privés qu'on ne peut respecter qu'en vouant la nation au dépérissement et à la mort !

sel qui a donné son nom à la loi de 1873 sur l'*Ivresse publique* ; son collègue Claude, des Vosges, qui affirmait que *la quantité d'alcool consommée en fraude était égale à la consommation taxée ;* le fougueux socialiste Vaillant ; Jean Jaurès, le tribun magnifique qui fustigeait à la fois les petites coteries et les clans misérables nés de la politique d'arrondissement, ainsi que les omnipotents cabaretiers. « *Ces derniers,* déclarait Jaurès, *me placent parmi les cinq hommes*

---

* Bien la peine de sauver la France dans les tranchées aujourd'hui, si c'est pour que l'alcoolisme fasse en cinquante ans de la France un désert, un cimetière, ou un immense cabanon !

Et que le député qui osera demander l'interdiction radicale de la fabrication de l'alcool de bouche — sauf pour la vente chez les pharmaciens — ne craigne pas l'accusation de faire la surenchère et de compromettre par son intransigeance une réforme en bonne voie !

En bonne voie !

On la connaît !

Si on ne prend la mesure révolutionnaire contre l'alcool aujourd'hui, où la situation est révolutionnaire, où tout le monde l'accepterait, jamais plus, vous entendez bien, jamais plus on n'osera la prendre.

Demain, la guerre finie, les élus auront tous peur des bistros, pour leur réélection. Demain, les grands distillateurs achèteront à coups de millions la complicité ou le silence de la presse.

Ah ! le tsar n'y est pas allé par quatre chemins, lui ! Son budget ne s'équilibrait que par les recettes du mono-

particulièrement dangereux, que, par tous les moyens d'argent ou autres, il leur fallait avoir » ; Lucien Jacquet, médecin des hôpitaux ; mon ami regretté le professeur Gilbert Ballet, membre de l'Académie de médecine ; Galliéni, *le libérateur de Paris.* Puis les vivants, Joseph Reinach, qui a peut-être payé de son siège, et ses conférences à la Ligue française de l'Enseignement et sa proposition de loi sur la limitation du nombre et sur la réglementation des débits de boissons (Ch. des Députés. Annexe au procès-verbal de la séance du 4 juillet 1910) ; Schmidt, président de la Commission d'hygiène de la Chambre, qui

---

pole de l'alcool. Chaque année, l'ivrognerie de ses sujets lui rapportait 2 milliards. Mais il savait que la suppression de l'alcool en Russie rapporterait 10 milliards chaque année à son peuple. Il a profité de la grande crise de la guerre européenne pour prendre la grande mesure révolutionnaire. La fabrication et la vente de l'alcool de bouche sont depuis six mois interdites définitivement en Russie. Et, par cette mesure révolutionnaire, le tsar Nicolas — j'en demande pardon aux révolutionnaires russes et à certains de mes amis socialistes français — a plus fait pour libérer le peuple russe que toute notre propagande ; il a plus mérité le titre de père libérateur que son grand-père Alexandre II le jour où il libéra les serfs de son Empire.

La République aurait-elle moins d'intelligence politique, moins de moralité, d'esprit de décision, moins d'audace révolutionnaire pour le bien, que son allié, le tsar de Russie ?

ne se doute peut-être pas que l'auteur de ces
lignes s'est refusé à se présenter contre lui aux
élections dernières, malgré sa présence au Congrès de Berne, parce que son compatriote me-
nait le vigoureux combat contre l'alcoolisme ;
Charles Dupuy, avec ses articles de la *Revue Politique et Parlementaire* ; Clémenceau, avec sa préface au beau livre de Louis Jacquet *L'Alcool* ;
Jules Siegfried, d'une inlassable activité ; à l'A-
cadémie de médecine, tous les grands médecins
de notre époque et à leur tête l'éminent secrétaire perpétuel, M. le professeur Debove qui se
prodigue ; la Ligue nationale contre l'alcoolisme
et l'âme de sa quotidienne propagande Frédéric
Riémain ; la Ligue française ; le docteur Triboulet à la Société médicale des hôpitaux ; Colson, Raphaël-Georges Lévy, Welschinger, Paul
Leroy-Beaulieu, Charles Benoist, Lépine, à l'A-
cadémie des Sciences morales et politiques ;
Ernest Lavisse, Henri Lavedan, Ribot, Descha-
nel, Emile Boutroux, à l'Académie française ;
le glorieux général Pau ; Jean Finot, l'éminent
directeur de la *Revue*, le créateur de l'*Alarme*,
l'auteur de cet excellent livre *l'Union sacrée
contre l'alcoolisme* ; au barreau, avec cent autres,
les bâtonniers Charles Chenu et Henri Robert ;
dans les réunions populaires par la parole et par
l'action, Vandervelde, le leader socialiste belge ;

Charles Chauvin, membre du syndicat ouvrier du bâtiment de la Seine ; le jeune député, maire de Firminy, Ernest Lafont ; et parmi les derniers publicistes, qui, hier, ont abordé la question qui nous occupe : Georges Lachapelle, dont il faut lire, dans la *Revue de Paris* du 1er décembre 1915, l'étude documentée sur l'alcoolisme, A. Dernée, qui, dans *Je Sais Tout* du 15 novembre, a fait paraître avec des illustrations *L'alcool et la guerre*. — *Guerre à l'alcool*, Georges Maurevert, dont le volume *L'alcool contre la France*, préface par Louis Barthou, avec un avant-propos de Jean Finot, a fait sensation.

Que dire de la pléiade des courageuses femmes de France qui mènent le bon combat, Mme Jules Siegfried, Mme Avril de Sainte-Croix, Mme Fallot-Matter, Mme Barthélemy-Rey, Mlle Weyer, Mme Julien Koechlin, Mme G. Roy-Mirabaud, mes confrères Maria Vérone et Suzanne Grinberg, Mme la comtesse d'Haussonville, Mme Gaston Pâris, Mme la doctoresse Girard-Mangin et des milliers d'autres, nos collaboratrices de chaque jour dans cette œuvre vitale pour la race et pour la patrie (1).

---

(1) Le 18 novembre 1916, le Président de la République a reçu Mmes Jules Siegfried et Avril de Sainte-Croix, venues au nom du *Conseil National des Femmes françaises*, lui demander d'user de sa haute influence pour obtenir le rétablissement du décret

* *

Que devraient peser, en présence de cette levée de femmes et d'hommes énergiques, soucieux de débarrasser la France de ses empoi-

---

d'octobre 1915, relatif à l'interdiction de la vente de l'alcool aux
femmes et aux enfants. M. Poincaré a fait le plus bienveillant
accueil aux déléguées du Conseil National ; il leur a promis de
les aider dans leur campagne contre « l'autre fléau ».

Les délégués ont laissé entre les mains du Président de la
République la lettre suivante qui précise le but de leur démarche :

MONSIEUR LE PRÉSIDENT,

Le Conseil National des Femmes, auquel vous avez déjà,
à maintes reprises, témoigné votre bienveillant intérêt, vient une fois de plus s'adresser à vous et vous demander de bien vouloir user de votre haute autorité pour
obtenir que, dans l'intérêt de la patrie, remède soit porté
à l'état de choses actuel.

Lorsque, l'an dernier, le décret relatif à l'interdiction
de la vente des boissons spiritueuses aux femmes, aux
mineurs et aux mobilisés fut promulgué, nous avons
éprouvé un grand soulagement. Ce décret appliqué rigoureusement aurait sauvé les huit dixièmes de la population du flot montant de l'alcoolisme. Notre joie fut, hélas ! de courte durée.

Bientôt, nous apprenons que, *par des circulaires officielles,
l'effet de l'arrêté ministériel était complètement détruit*, et que,
comme par le passé, l'alcool coulait à pleins bords, détruisant non seulement la santé des adultes, mais aussi celle
des enfants, espérance de demain.

Par les lettres qui nous parviennent, nous constatons

sonneurs et de ses mauvais bergers, les défenseurs attitrés des distributeurs d'alcool ?

que, *dans certains départements, l'alcoolisme a progressé de telle
façon que l'école même s'en ressent,* les enfants y arrivant parfois en état d'ébriété.

Cette situation est intolérable. Il dépend de ceux qui
nous gouvernent de la faire cesser. Le salut de la France
est à ce prix.

Connaissant, Monsieur le Président, votre patriotisme
éclairé, le désir ardent que, comme nous, vous avez de
voir notre pays sortir vainqueur à tous points de vue de
la lutte qu'il soutient, nous vous demandons d'user de
votre influence pour que, non seulement le décret d'octobre 1915, relatif à la vente des boissons alcoolisées soit
rétabli en ce qui concerne les femmes et les enfants, mais
qu'il s'étende à l'alcool de consommation vendu au litre.

Dans l'espoir, etc ..

CHAPITRE II

LE MAL

Bretagne et Normandie. — Picardie. — Les Flandres. — L'Est et le Midi. — L'alcoolisme et la criminalité. — L'alcoolisme et l'aliénation mentale. — L'alcoolisme et la santé publique. — L'alcoolisme et la question sociale. — L'alcoolisme chez la femme et l'enfant.

Loin de moi la pensée de vouloir pilorier les Normands et les Bretons. Mais, hélas ! les statistiques sont là qui accusent. L'Ouest, le Nord-Ouest et le Nord de la France ont le triste privilège d'avoir la consommation alcoolique la plus élevée du globe.

Nous avons recherché les documents locaux qui ont apporté leur contribution à l'étude de la question de l'alcoolisme en Bretagne et en Normandie.

On lira avec fruit dans la *Revue Morbihannaise* de 1907, la précieuse documentation de J. Falher l'*Ivresse bretonne.*

On consultera utilement, pour être renseigné sur l'alcoolisme en Normandie, la brochure du

Dr Leroy, ancien médecin de l'asile des aliénés d'Evreux.

Les auteurs sont d'accord sur ce point : le cidre ne tue pas ; on vit vieux en buvant beaucoup de cidre ; on ne trouve point les symptômes d'alcoolisme chez les gens qui absorbent seulement la boisson *nationale*.

> On plante des pommiers ès bords
> Des cimetières, près des morts ;
> C'est pour nous remettre en mémoire
> Que ceux dont gisent là les corps
> Comme nous ont aimé à boire.

Ce couplet, extrait d'une chanson à boire inscrit dans le recueil des Vaux de Vire, témoigne qu'au XIVe siècle le cidre était la boisson usuelle dans l'Ouest (1).

---

(1) Le 10 octobre 1915, j'écrivais dans l'Alliance Républicaine Démocratique cet article intitulé. « A propos de nos pommes »,

Il se confirme que l'ennemi les guette. Il lui faut nos fruits ; il lui faut nos pommes. Des acheteurs dont le langage décèle l'origine étrangère, les poches pleines d'écus, parcourent la Normandie et la Bretagne. Leur boniment est simple et captieux : « Le Parlement discute les pro- « jets de loi sur les débits de boissons, sur l'ivresse pu- « blique et sur l'alcool. Votre cidre ne se vendra pas. « Vous ne pourrez plus distiller. Le privilège du bouil- « leur de cru va être aboli. Dans un mois, quand vous « aurez ramassé vos pommes, elles pourriront sur place

Nombreuses cependant sont les anecdotes qui démontrent que l'absorption d'une grande quantité de cidre n'est pas sans inconvénient.

Je cueille celle-ci qui sert à l'auteur de l'*Ivresse bretonne* à démontrer que le vieux proverbe breton n'a cessé d'être vrai : *Tre ma vou bleidi ér hoédeu, Tud méù e vou dré en henteu. Tant qu'il y aura des loups dans les bois, il y aura des ivrognes sur les routes.*

Te voilà bien soûl, mon pauvre Mathurin, la charrette est archi-pleine. — Oui, M. le Recteur, oui. — Tu n'as pas honte ? — Si, un peu. —Allons, dis-moi, il est 6 heures : depuis quand

---

« faute d'acheteurs. Prenez vos précautions et faites en
« même temps une bonne action. Ravitaillez la Suisse,
« cette malheureuse enclavée. La récolte, cette année, dé-
« passera de beaucoup les récoltes antérieures. Vous allez
« manquer de tonneaux pour rentrer votre cidre. Vendez
« donc vos fruits en vrac. Combien vos pommes ? » Le paysan madré se défie, mais tend l'oreille. Il sait que les fûts sont rares, que la main-d'œuvre est un problème. Les offres sont alléchantes, si alléchantes que toute la production cidrifère devrait émigrer.

Braves Bretons et vous solides Normands qui avez donné à la Patrie tant de gas héroïques, lisez cet entrefilet de la *Gazette de Lausanne* : « *A propos de la nouvelle de la* Thurgauer Zeitung *annonçant qu'un consortium allemand avait acheté tous les fruits disponibles en Suisse pour l'exportation, le* Bund *dit qu'en réalité, il ne s'agit que des fruits à cidre et seulement des quantités fixées pour l'exportation en Allemagne. Les contractants sont d'un côté les syndicats nommés*

étais-tu à l'auberge ? depuis les vêpres ? — Les vêpres ? M. le Recteur ! Ah ! mon *Doué beniget !* tenez, autant vous le dire : depuis la messe matine ! — C'est ridicule, Mathurin, ridicule ; qu'est-ce que tu as pu dire et qu'est-ce que tu as dû boire durant tout ce temps-là ? — Ah ! dam,

---

par le département d'économie pratique pour l'exportation et d'autre part la société centrale d'achat à Berlin. » Voilà qui est net, et vous êtes avertis.

Certes, je suis l'ennemi de l'alcoolisme. Certes, j'applaudis le Sénat refusant dans une question où l'avenir de la race est en jeu, d'adopter le texte de loi, relatif aux débits de boissons, présenté par la Chambre, qui aurait un résultat pire que le *statu quo*. Eh bien, je préférerais encore rencontrer sur nos routes de l'Ouest quelques pochards, plutôt que de savoir que nos pommes s'en vont là-bas chez les Allemands. . Et Dieu sait si les pays de cidre et d'eau-de-vie de cidre sont envahis par l'ivresse. Plus qu'ailleurs elle y est manifeste, encombrante, écœurante, dangereuse, et cela ne date pas d'hier, si j'en crois cette chanson de Quimper de 1794 :

> Le Champenois, le Bourguignon
> Font part de leur bon vin à maint autre canton ;
> Si Bacchus en plantait le pareil en Bretagne
> On y connaîtrait mieux la valeur de ce don,
> Et loin de l'envoyer en Bourgogne, en Champagne,
> Tout coulerait par le gosier breton,
> Même la lie et le bondon,
> Tout coulerait par le gosier breton !

Nos ancêtres sévissaient durement contre l'ivrognerie, témoin l'édit en vigueur en 1536 :

Tout homme qui était trouvé en état d'ivresse était pri-

M. le Recteur, nous n'avons pas dit grand'chose
et je n'ai pas bu toujours plus de 5 ou 6 chopines.

Eh bien, dussé-je descendre de vingt coudées
dans l'estime des abstinents, ce n'est pas cela
que nous combattons. Certes l'ébriété n'a rien
de beau ni de bon, soit objectivement, soit sub-

---

sonnier au pain et à l'eau, huit jours durant, après deux
jours de jeûne jugé nécessaire à l'évanouissement des fu-
mées bacchiques ; pris en état de récidive dans l'année,
il recevait les verges en prison ; arrêté une troisième fois,
il était exposé sur la place publique à la risée du peuple
et fouetté dès qu'il avait recouvré ses sens. La quatrième
fois, on lui coupait le bas de l'oreille gauche. Une nouvelle récidive lui valait l'ablation de l'autre appendice
auriculaire. Il était alors soumis pendant un an au travail
forcé sur les grandes routes.

En ce temps-là l'ivrogne ne buvait que du vin ou de l'hydromel. Maintenant il s'empoisonne avec l'odieux alcool
qui brûle le corps, corrompt le sang, martèle les méninges,
annihile en définitive les forces après une excitation fac-
tice qui rend l'homme dérisoire, hargneux ou criminel !

Comparez hier et aujourd'hui.

Aujourd'hui, nos législateurs se reprennent à renforcer
les sanctions de l'article 3 de la loi du 23 janvier 1873 qui
déclare toute personne qui aura été *condamnée* DEUX *fois* en
POLICE CORRECTIONNELLE *pour délit d'ivresse* MANIFESTE incapable d'exercer notamment les droits de vote, d'élection
et d'éligibilité, et qui souvent reste lettre morte.

Que d'ivrognes avérés protégés par le comité influent
(dont ils sont souvent membres) n'ont jamais été l'objet
de procès-verbaux pour ivresse *néanmoins manifestée publiquement* et combien de procès-verbaux restent enfouis au
fond des tiroirs ou ne parviennent point jusqu'aux Par-

jectivement ! Certes l'ivrogne qui cuve cidre ou vin n'est point à citer en exemple ! Comme nous voudrions cependant ne rencontrer que ceux-là ! La guérison de la contagion, la domination du fléau seraient proches.

Donc, nous ne nous occupons ni des vins, ni des cidres, ni des poirés, ni de la bière. Que les *viticulteurs*, les *herbagers* et les *houblonniers* ne nous considèrent que comme leurs meilleurs amis.

Le sage se rappellera le précepte, que la docte Académie de Médecine a résumé dans la formule du professeur Gilbert Ballet : « *Apéritifs*

---

quets. Nous pourrions pousser plus loin nos observations.

Mais revenons à nos pommes.

Les Allemands ne les auront pas. Que les paysans les conservent toutes, les pommes gâtées comme les pommes saines. L'État se préoccupe de leur utilisation. Faites de l'excellent cidre : nos soldats en consommeront. Le surplus sera utilisé pour la défense nationale, car c'est pour nous combattre que les Boches essaient de surprendre nos producteurs en attisant leurs idées de lucre.

L'alcool produit par la distillation de l'excédent de la production fournira la lumière, fera marcher les moteurs, aidera au chauffage... mieux, débarrassé de certains acides qu'il convient d'éliminer, il contribuera à la fabrication des explosifs.

Bretons, Normands et vous Picards, si voisins de l'ennemi, ramassez vos pommes pourries. Distillées, elles serviront à les faire sauter en l'air !

*jamais; vin modérément et seulement en mangeant ;
petit verre, exceptionnellement, seulement après les
repas. »*

L'ENNEMI, C'EST L'ALCOOL.

En Bretagne, mais aussi ailleurs (J. Falher)
on rencontre des êtres abjects, pour qui boire
est un métier, ivres chaque jour, n'éprouvant
que pour la boisson l'appétit que l'homme a de
la nourriture, dont tout le travail est de se
remplir dès qu'ils se sentent vidés, et qui ne
vivent même pas le semblant d'une vie hu-
maine. L'animal vaut mieux qu'eux, car il possède plus d'instinct qu'eux n'ont d'intelligence
et de volonté. Il n'y a pas d'étude psychologique à faire sur de pareilles brutes qui ne re-
lèvent que des aliénistes ; on la résumerait en
deux mots vraiment trop courts : l'ivrogne d'habitude est un fou ou fatalement il le deviendra.

Mais l'alcoolique n'est pas nécessairement un
ivrogne.

Dénonçons la propagande alcoolique par les
imprimés, par les journaux, par la popularisa-
tion maudite de l'alambic sous prétexte de pro-
fits agricoles, et jusque par les étalages de ces
épiceries innombrables qui pullulent dans nos
petites villes et jusqu'au fond de nos campagnes.

Combien de fermières aujourd'hui qui re-

viennent du marché avec la bouteille de *goutte*
dans la poche ! Quelle est l'armoire du village
où elle ne se dissimule pas !

On boit le *mikamo* dans presque toutes les familles et il n'y a rien d'écœurant comme de voir,
un matin de grands travaux, absorber de grands
verres pleins d'eau-de-vie par des jeunes gens
et même par des jeunes filles...

Qu'on arrête ce mal, il le faut à tout prix. Il
le faut pour la race déjà atteinte... ou bientôt
le dernier chapitre de l'histoire bretonne sera
écrit (1).

---

(1) De l'*Etoile bleue* de mai 1916, sous ce titre : *Le Zinc et l'A-
lambic dans l'Ouest.*

M. Auguste Dupouy, qui a rencontré beaucoup d'alcooliques en Normandie et en Basse-Bretagne, les considère comme des malades, qu'il ne faut point mépriser,
mais secourir. Il s'est intéressé à la mentalité des buveurs
et de leurs pourvoyeurs habituels. C'est le résultat de son
étude qu'il publie, en un remarquable article, dans la *Revue de Paris* du 1er avril 1916, et il a le courage d'y prendre
à partie la législation coupable qui a multiplié les alambics en France, « faisant, d'une passion qui est éternelle,
un fléau national qui ne date pas de loin, et qui aura été
temporaire, — si l'on veut. »
Il y a quinze ans, et bien que l'ivrognerie ne fut certes
pas un mythe en Bretagne, on n'y savait point ce que
c'est qu'un bouilleur de cru. Ce fut un peintre lorrain, né
au pays du kirsch, qui se procura un jour un alambic pour
son amusement et celui de ses voisins, dans le pays de
Fouesnant.

Nombreux sont les médecins des bourgs de Bretagne qui ont jeté le cri d'alarme.

Ecoutez le docteur Lechevallier de Locminé.

— L'alcoolisme produit simultanément des altérations physiques et psychiques; il affaiblit les forces musculaires et, au même degré, la sensibilité et l'intelligence. L'alcoolique a un type spécial, visage ou émacié ou bouffi, les traits sans expression, sans mimique; grand laisser-aller, démarche lente et fatiguée, sauf au moment des crises. Son caractère est variable. Il est très irascible. Il ne peut prêter une attention soutenue. Il mange peu et très irré-

---

Il y distilla d'abord le jus de ses cerises, puis celui de ses pommes. Son alambic eut tant de succès que, délaissant de plus en plus sa palette et ses brosses, il en fit venir un autre. Et les deux alambics se mirent à circuler sur les routes du canton et des cantons voisins. Des concurrents surgirent : mais il y a du travail pour tous.

Ce fut, d'ailleurs, un coup terrible pour la santé des villageois. M. Dupouy nous cite tout au long le témoignage d'un médecin. Témoignage terrible et qui constitue un réquisitoire effrayant contre l'alambic! C'est toute la race bretonne, race d'élite, aux fières traditions de labeur et d'honneur, qui disparaît, emportée par la tuberculose alcoolique, la méningite et le *delirium tremens*...

Or, le mal n'est pas incurable. Il suffirait d'interdire la vente et la production de l'eau-de-vie dans les cantons bretons atteints, pour refaire la santé et la robustesse d'autrefois.

gulièrement. Son habillement se compose de haillons sordides, de loques et de vêtements rapiécés. Sa coiffure est toujours en désordre. Sa capacité de travail est singulièrement diminuée par l'affaiblissement de la volonté et le ralentissement de l'intelligence. Le sentiment s'atrophie. Les alcooliques font la population maxima des asiles d'aliénés. Les suicides sont très fréquents. La mortalité est toujours excessive. Au point de vue race, c'est la dégénérescence. L'enfant né athrepsique s'élève difficilement ; il devient rachitique et fréquemment tuberculeux...

Voici les résultats constatés pour la Bretagne au dépôt des équipages de la flotte à Brest... Le tour de poitrine dont la moyenne était, il y a dix ans, de 95 centimètres, s'est abaissé à 84 centimètres. Le nombre des réformés va toujours croissant proportionnellement à l'alcoolisme... En résumé, par l'alcoolisme, diminution de la natalité, augmentation de la mortalité infantile, dégénérescence de la race.

Passons à la Normandie.

Si nous entrons dans une auberge à la fin du déjeuner (Dr Raoul Leroy), nous voyons le Nor-

mand se faire servir une tasse de café accom-
pagnée d'un flacon d'eau-de-vie de cidre, dite
calvados. Une première gorgée de café bue, il
complète le vide avec l'alcool en remplissant
non seulement la tasse, mais la soucoupe. Il
« *réchauffe* » avec du café. De nouveaux vides
sont aussitôt comblés et au bout d'un certain
temps, la tasse contient presqu'exclusivement
de l'eau-de-vie.

C'est surtout les jours de marché que le café
à l'alcool coule à flots.

Les affaires se traitent au cabaret où l'on
prend le *gloria*, le *pousse-café*, la *rincette*, la *sur-
rincette* et la *consolation*. Tous ceux que leur profession oblige à fréquenter quotidiennement les
foires absorbent *au moins* de 10 à 15 petits verres
d'alcool par jour.

Il est une boisson : le *phlipp*. C'est un mélange
de cidre et d'eau-de-vié dans la proportion de
3 contre 1 qu'on prend chaud et sucré.

Les différents corps de métiers des villages
s'empoisonnent à qui mieux mieux avec le *jam-
bin* ou *jambinet* (addition à la ration ordinaire
de café d'un ou deux décilitres d'alcool chauffé
à la température voulue.)

Et voilà plus d'un siècle que cela dure.

Amédée Achard écrivait en 1852, dans le *Musée des Familles* : « Le café aide aux transac-

tions ; mais ces sortes d'opérations commerciales sont encouragées par les *demoiselles* du Calvados. Honni soit qui mal y pense ! Il ne s'agit ici ni de Paphos ni de Cythère : les *demoiselles* du Calvados sont de petits verres très grands qui contiennent à peu près la valeur de deux ou trois verres à liqueur ordinaires. On ne saurait se souhaiter le bonjour, ou conclure un marché, sans prendre une *demoiselle* du Calvados, pleine jusqu'au bord de cognac ou d'eau-de-vie de cidre. Les vingt tasses de café ont pour compagnes sept ou huit demoiselles du Calvados. En Normandie, les estomacs sont doublés de zinc et les gosiers à l'épreuve du feu. »

Etendons notre inspection. Quittons la Normandie et la Bretagne..Suivons le fléau vers le Nord, dans les centres ouvriers disséminés dans notre patrie qui sera si belle le jour où l'hydre sera terrassé, mais auparavant saluons un précurseur.

L'édit qui a permis la vente de l'alcool en détail est de 1674.

L'effet fut immédiat, les abus patents.

Ouvrons La Bruyère, en son chapitre *De la Cour. Des jugements.*

« *Celui-là est sobre et modéré qui ne s'énivre que de vin, l'usage trop fréquent qu'ils en ont fait, le leur a rendu insipide ; ils cherchent à réveiller leur goût par des eaux-de-vie et par toutes les liqueurs les plus violentes ; il ne manque à leur débauche que de boire de l'eau-forte.*

Si nous entendions dire des Orientaux qu'ils boivent ordinairement d'une liqueur qui leur monte à la tête, leur fait perdre la raison et les fait vomir, nous dirions : cela est bien barbare. »

* *
*

Voici les plaines picardes riches et fertiles, les bourgs artésiens aux usines déjà multiples, voici les Flandres avec leurs corons, leurs industries et leurs manufactures ; partout des ouvriers agricoles, des ouvriers des villes, des ouvriers mineurs ; partout des *estaminets*.

Ils fourmillent.

La France, avons-nous écrit, compte un débit pour 82 habitants. Si l'on se reporte aux statistiques du Nord la proportion ressort à 1 *claque-dents* (c'est le terme d'argot faubourien) par 38 habitants (1).

« Le département du Nord compte à lui seul

---

(1) A. Dornée, *Je Sais Tout*, 15 nov. 1915.

51.814 cabarets. Chaque habitant consomme là de 10 à 12 litres d'alcool pur qui, ramenés au degré habituel de l'eau-de-vie de commerce, représente environ trente litres. ».

Cette observation n'est pas sans intérêt.

Chaque fois qu'on lit qu'il se consomme *tant* de litres d'alcool par tête d'habitant, il faut faire une multiplication par deux et demi au moins. La régie tient ses statistiques en alcool idéal à 100°. L'eau-de-vie livrée au commerce ne dépasse pas en moyenne 40°, par conséquent, lorsque les statistiques accusent que par tête d'habitant il est bu dix litres d'alcool, il faut entendre que chaque habitant absorbe vingt-cinq litres d'alcool à quarante degrés.

Entrons dans un estaminet.

Autour de petites tables, nombreux sont les buveurs, la plupart hébétés, d'aucuns énervés. Une *servante* passe, des chopes à la main. Elle les remplit d'un liquide incolore ou légèrement paille. Souvent d'un trait l'ouvrier vide sa chope. Vient-il d'arriver? En est-il à son premier verre? son regard s'illumine. Au bout d'un instant ses yeux prendront l'aspect morne de ceux de ses voisins : le toxique produit son effet.

Qu'a-t-il *avalé*? (car il ne déguste pas ce qu'on lui sert) ??

Des alcools, issus de mélasses, de flegmes,

de betteraves, des eaux-de-vie de pommes de terre, les produits de la distillation du seigle, du blé, de l'orge, de l'avoine et du maïs se donnent rendez-vous dans les chopes du malheureux que les mastroquets tuent sous l'œil bienveillant de l'administration qui dressera des statistiques : statistique des cabarets, statistique de la consommation des alcools, statistique des alcools distillés, statistique des essences, statistiques des meurtres, statistiques des coups et blessures, statistiques des rébellions dues à l'ivresse, statistique de la folie, statistique de la tuberculose, que sais-je ?

Et les pouvoirs publics savent que les alcools dûment taxés et bien rectifiés ne sont pas les seuls qui se vendent ! Les pouvoirs publics savent que l'alcool de contrebande remplit les caves clandestines. Les fraudeurs sont légion dans les pays du Nord, aussi bien que dans les pays brûleurs de fruits.

L'alcool de grains, bon marché, mal rectifié, dont le mauvais goût disparaît sous les aromes des essences cent fois plus nocives que le poison lui-même qu'elles parfument, remplit le verre et véhicule dans le sang de celui qui, chaque jour, s'intoxique, l'acide amylique plus pernicieux encore que l'éthyl et le méthyl.

Avec l'alcool d'industrie a commencé, à proprement parler, la crise de l'alcoolisme français et l'alcoolisme a envahi *toute la France*.

On a dit que l'opium est l'alcool de la Chine, mais la Chine qui veut se régénérer, le proscrit. En France on se montre apparemment sévère contre les fumeurs et les vendeurs d'opium. Que fait-on pour proscrire l'alcool ?

En observant les progrès de la science, nous voyons pourtant l'heureuse utilisation qui pourrait en être faite. C'est, je crois Casimir Périer qui demandait un jour qu'on en remplisse de préférence les lampes, les réservoirs des automobiles, les foyers des chaudières, et qu'on ne le verse pas dans les estomacs. Nous pourrions ajouter : que l'alcool, mieux employé, soit l'agent moteur de nos aéros et de nos sous-marins et qu'il cesse de détruire notre race et notre pays !

Les ravages de l'alcool sont épouvantables (1).

---

(1) Dans son très beau livre « *L'alcool contre la France* », M. GUSTAVE MAUREVERT cite cette anecdote :

« Le 19 février 1913, au lendemain même de son élection à la Présidence de la République, M. Raymond Poincaré voulut que sa première visite officielle fut pour les malheureux et les souffrants et il décida de se rendre dans ce but à l'hôpital Saint-Antoine. Salle Aran, le docteur Lucien Jacquet, médecin en chef de l'hôpital, lui montra un malade dont le ventre était gonflé à éclater.

*
* *

Notons les chapitres sous lesquels on les a catalogués : l'alcoolisme et la criminalité, l'alcoolisme et l'aliénation mentale, l'alcoolisme ét la santé publique, l'alcoolisme et la question sociale, l'alcoolisme des femmes, l'alcoolisme des enfants, l'alcoolisme et la déchéance de la race, TOUTES QUESTIONS PRIMORDIALES, VITALES POUR L'INDIVIDU, POUR LA NATION !

L'ALCOOLISME ET LA CRIMINALITÉ !

Un échevin de Rouen disait en 1349 : « *De vingt bandits ou routiers, messires, dix-neuf se sont formés au cabaret.* »

Que dire de nos jours, alors que nous cons-

Ce malade, expliqua le docteur, est un alcoolique invétéré atteint de ce que nous appelons la « cirrhose des buveurs » et à ce propos, si vous le voulez bien, Monsieur le Président, je vous communiquerai quelques chiffres résumant un travail de six mois.

Et comme M. Poincaré qui se souvenait d'avoir été le premier initiateur de l'enseignement anti-alcoolique dans les écoles, acquiesçait d'un signe de tête, l'éminent praticien poursuivit :

Le travail en question porte simplement sur les malades que j'ai eus en traitement depuis le 1er mai 1912, sur le taux des boissons qui les ont amenés ici, sur le nombre de leurs enfants vivants ou morts.

tatons que l'armée du crime, qui comptait 200.000 adeptes en 1870, en comptait 521.000 en 1914 !

Si nous feuilletons les rapports que le Garde des sceaux présente chaque année au Chef de l'Etat, on y constate une augmentation très visible des crimes qui prennent naissance dans les cabarets, dans les lieux de plaisir et qui ont pour cause la débauche et l'alcoolisme.

Les très nombreuses affaires de coups et blessures jugées par les tribunaux correctionnels ne s'expliquent que par l'abus des boissons alcooliques. La violence constitue la criminalité spécifique des alcooliques et des ivrognes. Violence meurtrière ou cupide, coups et blessures, brutalité immorale : tels sont les crimes

---

« Eh bien ! 111 malades à consommation alcoolique modérée ont perdu 66 enfants ; 80 malades à consommation forte ont perdu 73 enfants ; et 117 malades à consommation très forte en ont perdu 220.

« Il me semble, Monsieur le Président que, dans les circonstances actuelles, ce sont là des chiffres et des faits terrifiants, et je regrette bien d'avoir à vous le dire. »

Tout ému, se tournant vers les journalistes qui le suivaient, M. Poincaré prononça les paroles suivantes :

Puissent ces chiffres servir d'enseignement à la population française, et je serai reconnaissant aux représentants de la Presse qui ont bien voulu nous accompagner, de leur donner la plus grande publicité possible.

les plus fréquents engendrés par l'abus de l'alcool. Le tiers des actes de rébellion et d'outrages envers les fonctionnaires et les agents de l'autorité publique, le sixième des délits contre les mœurs ont l'alcool pour cause (1).

L'ALCOOLISME ET L'ALIÉNATION MENTALE !

La brute phalange des fous atteignait le nombre de 98.500 en 1914, alors que le nombre des internés ne dépassait pas 30.000 en 1870 !

Une statistique dressée par M. Mirman, alors

---

1 Dans une de ses conférences si applaudies dont elle est coutumière, mon très gracieux et éloquent confrère Mme Suzanne Grinberg contait cet épisode d'audience :

« Que fait ton père, disait un jour le Président de la 8e chambre correctionnelle à Paris, à un gamin de quatorze ans, inculpé de vol au préjudice de son patron. Papa, répondit l'enfant, il me bat et il bat maman. Alors il boit ton père ? Oui, Monsieur, et c'est pourquoi je suis là. »

Et Mme Grinberg ajoutait :

« C'était la vérité. Maltraité odieusement et injustement par le père, alcoolique invétéré, ce garçon avait volé quelque argent à son patron pour trouver une chambre la nuit venue, et ne pas rentrer chez lui où les brutalités qui l'avaient fait souffrir et pleurer le révoltaient maintenant.

« Coupable, ce petit voleur ?.. Non pas, victime ! Victime de l'alcoolisme qui pousse en France dans nos prétoires un nombre toujours plus grand d'enfants et d'adolescents. Cette recrudescence de la criminalité juvénile dont on s'alarme dans tous les milieux n'a pas de cause plus directe, plus profonde que l'alcool. Et rien n'est plus

directeur de l'Assistance et de l'hygiène publique, montrait qu'en 1897 ou comptait 2.540
aliénés alcooliques, 3.988 en 1907, soit, en
dix ans, une augmentation de 57 %, chiffre qui
suffirait à lui seul à légitimer toutes les in-
quiétudes.

En Normandie la moyenne pour cent des aliénés alcooliques est de 18,96. Les rapports des
médecins en chef des asiles d'aliénés sont un
long cri d'alarme !

L'ALCOOLISME ET LA SANTÉ PUBLIQUE. — Les
professeurs Hayem et Landouzy ont résumé la
pensée du monde médical dans cette phrase :
« L'alcoolisme fait le lit de la tuberculose ; la
phtisie se prend sur le zinc ».

Le Docteur Jacques Bertillon, dans une étude
des plus importantes sur la fréquence de la
phtisie dans ses rapports avec l'alcoolisme, a
conclu : « De toutes les causes qui favorisent le
développement de la phtisie, il n'y en a pas en
France qui ait l'importance de l'alcool. C'est
lui qui dicte la carte de la France. Sa voix est

------

triste que ces misères d'enfants qui viennent au monde
tarés, dégénérés et infirmes, ou qui ont à contempler, dès
leurs premières années, le plus navrant et le plus affli-
geant des spectacles : celui de la maison qui ne sait, ne
veut ou ne peut les accueillir. »

si forte qu'elle domine tout le bruit de l'or-
chestre. Donc, pour combattre la phtisie en
France, il faut commencer par combattre l'alcoolisme. Combattre ce dernier fléau, c'est combattre l'autre. » Et l'honorable savant terminait par cette boutade : « Pour combattre l'alcoolisme et la phtisie, il est sage de favoriser
dans le Nord de la France l'usage du vin puisque
le vin est l'ennemi de l'eau-de-vie. »

L'ALCOOLISME ET LA QUESTION SOCIALE. — Ah !
l'admirable lutteur que M. E. Vandervelde, le
député socialiste belge, aujourd'hui Ministre
d'Etat ! Comme je vous engage à lire ses conférences courageuses contre l'alcoolisme.

J'extrais de l'une d'elles les passages (1) suivants : « On peut utilement traiter la question
de l'alcool, en se plaçant au point de vue hygiénique et en démontrant que l'alcool est un agent
terrible de détérioration physique ; on peut la
traiter au point de vue économique, en mon-
trant que les dépenses alcooliques constituent
une lourde charge pour les budgets de la classe
ouvrière... Il arrive trop souvent que si l'on demande à un homme politique, socialiste ou non
socialiste, de mener la lutte contre l'alcool, il

____

(1) Conférence faite en 1907 à la Bourse du Travail.

songe à ses électeurs, il mesure les puissances électorales qui existent dans sa circonscription. Et, s'il y a dans cette circonscription beaucoup de bouilleurs de cru ou de débitants d'alcool, il arrive fréquemment que tel député qui, d'abord, manifestait beaucoup d'enthousiasme pour la cause de l'anti-alcoolisme, ne tarde pas à se refroidir sous l'empire de préoccupations électorales...

L'alcool est toujours inutile, même à faible dose. Quand on prend un peu de poison, c'est un peu de poison ; quand on prend beaucoup de poison, c'est beaucoup de poison, mais c'est toujours du poison... (1)

Il est établi que l'alcool ne donne pas de force musculaire, que l'alcool ne donne pas de force

____

(1) De M. Clémenceau. Et l'alcool ? (*L'Homme Libre*).

« Le mal qu'on voit, avec son effrayant cortège de misères et de crimes, s'accroît, en outre, et dans quelle mesure ! des phénomènes obscurs de lente dégénérescence qui transforment l'individu apparemment sain en un agent de trouble, d'autant plus redoutable que rien n'avertit encore de se tenir en garde contre des énergies secrètement disqualifiées.... Et la dégradation personnelle n'épuise pas la coupe du malheur. Il faut que l'enfant naisse avec la tare irrémédiable qui le voue aux tares des vies amoindries, suppliciées. « Nos pères ont mangé des fruits verts, dit la Bible, c'est pourquoi nous avons les dents agacées. »

intellectuelle, que l'alcool ne réchauffe pas et
qu'enfin, si quelques-uns attribuent à l'alcool
une valeur alimentaire, c'est un aliment à la
fois médiocre et coûteux...

Inutile, dangereux et coûteux, voilà les trois
caractères essentiels de l'alcool...

Ce qui est indispensable, c'est d'empêcher que
l'alcool, ce paralysant, ce narcotique exerce une
influence déprimante sur l'activité du prolé-
tariat...

A ceux qui boivent pour oublier la misère,
nous devons dire que leur devoir n'est pas d'oublier, mais de se souvenir et de lutter pour son
abolition... (1)

____

(1) « . . Mourir? Les temps seraient-ils donc révolus
pour ce pays, le plus envié de toute la terre ? Des voix
autorisées l'affirment... Toutes les apparences sont pour
elles. Il semble que la France a cessé de croire à la gloire
et à la vie. Elle ne fait plus d'enfants. Elle déserte ses
campagnes pour s'enfermer dans l'étouffante prison des
cités. La malheureuse boit. Elle est gorgée, repue, gon-
flée d'apéritifs. L'or qui lui reste remplit les bastringues.
Ses yeux sont troubles, ses mains tremblantes. Rongée
par l'alcoolisme elle titube sous les yeux des nations. Ses
ennemis sont là, qui attendent le lourd sommeil de son
ivresse, impatients de partager ses dépouilles.... »

ROUX-COSTADAU, *député* (1913).

* *

Est-il utile d'insister ?

Que n'a-t-on pas dit des rapports certains entre l'augmentation des cabarets et l'augmentation de la prostitution clandestine ?

Que n'a-t-on pas écrit concernant les estaminets du Nord *à petites servantes* où *le cabaretier, afin d'être en mesure avec la police, présente les filles comme des parentes venues de très loin dans l'intention de passer quelque temps chez lui* (sic).

Que n'a-t-on pas narré concernant les *bistrotes de l'Est* où se boit l'alcool savonné du quetsch, concernant les caboulots tolérés de Belfort qui n'a point de maisons de tolérance, concernant les *serveuses* d'absinthe de Pontarlier, les « Marie-Mange-mon-prêt » du Midi, les assommoirs et les garnis louches de la capitale.

Quelle tristesse quand on suit le vice chez la femme, chez l'enfant.

En Normandie il n'est pas rare (a dit le Dr Brunon), de voir les femmes de la campagne mettre du café et de l'eau-de-vie dans le biberon de leur bébé. Pendant qu'elles vont travailler dehors l'enfant reste seul dans son berceau avec la tétine dans la bouche, il se grise alors automatiquement et... il dort !

Voilà le mal à nouveau dévoilé.

Pendant que là-bas les soldats battent l'ennemi du dehors, il faut que ceux qui restent forment l'union sacrée pour vaincre l'ennemi du dedans (1).

L'alcoolisme ! Voilà le pire ennemi de l'intérieur ! Cela ne veut pas dire qu'il soit le seul.

---

(1) « C'est le droit et c'est le devoir de l'Etat d'enrayer l'alcoolisme féminin et l'alcoolisme des mineurs. C'est le droit et c'est le devoir de l'Etat de fermer impitoyablement les débits qui sont, par leurs arrière-boutiques, des lieux infâmes de prostitution clandestine. En ce qui concerne le privilège, c'est le droit et c'est le devoir de l'Etat de ramener dans le droit commun de nos lois fiscales les bouilleurs de cru ; de mettre un terme à la fraude éhontée qui se dissimule derrière la détestable formule : « Consommation familiale de l'alcool » ; de faire rentrer annuellement dans les caisses du Trésor les cent ou les deux cents millions auxquels s'élève la fraude et qu'il lui faut bien demander, contre toute justice, tant que la fraude n'aura pas été abolie, aux cultivateurs, aux consommateurs, aux ouvriers, aux contribuables honnêtes. Tout cela n'a plus besoin d'être démontré.

« Ces droits et ces devoirs de l'Etat ne peuvent être contestés que par des sophismes qui ne résistent pas à une minute de discussion sérieuse. »

Extrait de la Conférence faite par M. Joseph Reinach, à l'école des Hautes Etudes sociales, le 30 novembre 1915.

CHAPITRE III

LES REMÈDES

I. — CE QUI A ÉTÉ FAIT

§ I. Depuis la fondation de la République jusqu'à la guerre de **1914.**

L œuvre de Théophile Roussel : la loi sur l'ivresse publique de 1873. — La singulière loi du 17 juillet 1880. — L'œuvre de M. Jonnart en Algérie. — Quelques tentatives dans la métropole.

§ II. Depuis le commencement des hostilités.

a. Décret du 7 janvier 1915 (interdiction de l'absinthe), suivi de la loi du 19 mars 1915.

b. Décret du 7 janvier 1915, suivi de la loi du 17 novembre 1915, réglementant l'ouverture des débits de boissons.

c. Action administrative et militaire.
Décisions prises par les préfets et par les généraux dans la zone des armées et en dehors de cette zone.

Séance mémorable de la Chambre des Députés du 1ᵉʳ février 1916 et discours du général Galliéni, ministre de la Guerre.

L'œuvre de nos généraux.

II. — CE QU'IL FAUT FAIRE

1. Application intégrale des lois sur l'ivresse publique et sur la réglementation de l'ouverture des débits de boissons.

2. Réquisition immédiate des stocks d'alcool pour la fabrication des munitions.

3-4. Suppression du privilège des bouilleurs de cru et des petites distilleries.

5 Augmentation des droits sur l'alcool.

6. Interdiction d'annexer des débits de boissons aux bureaux de tabac et de laisser installer des débits de boissons à proximité des débits de tabac.

7 8. Interdiction absolue des apéritifs à base d'alcool; surtaxe sur les apéritfs.

9. Vote du contre-projet Fournier.

10. Interdiction concernant les femmes et les mineurs.

       A. *Prostitution et alcoolisation.*

       B. *Vente de l'alcool aux femmes et aux mineurs.*

11. Impossibilité de réclamer judiciairement les créances nées de la consommation d'alcool ou d'achat au crédit d'alcool au détail.

12 Obligation pour les tribunaux, en matière d'accidents du travail, de considérer l'ivresse manifeste comme une faute inexcusable de l'accidenté.

13. Obligation pour les magistrats saisis d'appliquer la loi du 24 juillet 1889, relative à la déchéance de la puissance paternelle des père et mère dont l'ivrognerie est habituelle,

Une fois diagnostiquée, la maladie doit être vaincue. Il faut remédier au mal.

Pour qu'un remède soit efficace, il doit être : 1° approprié à la maladie et suffisamment énergique pour produire l'effet voulu ; 2° soigneusement préparé ; 3° strictement administré.

La triple coordination de la science du médecin, de l'attention du pharmacien, de la vigilance du garde malade est indispensable.

Quels sont donc les remèdes qui ont été ou qui doivent être ordonnés et administrés au corps social pour enrayer et vaincre l'alcoolisme ?

Qu'ont fait et que devront faire les pouvoirs législatif, administratif et judiciaire pour extirper le mal ?

Ce qui a été fait !

Depuis la fondation de la République jusqu'à la guerre... rien ou presque rien.

Depuis les hostilités, peu de chose avant la dernière loi de finances, car la loi du 16 mars 1915 *relative à l'interdiction de la fabrication de la vente en gros et au détail, ainsi que la circulation de l'absinthe et des liqueurs similaires* a un domaine nettement déterminé mais restreint.

Toutefois, et c'est d'excellent augure, les savants et les médecins ont délibéré, les syndicats populaires s'émeuvent, les parlementaires s'inquiètent.

Ce qui devra être fait !

Nous en exposerons le programme.

Nous sommes heureux néanmoins de signaler l'immense progrès réalisé par la loi de finances du 30 juin 1916.

I

CE QUI A ÉTÉ FAIT

§ I. Depuis la fondation de la troisième République jusqu'à la guerre de **1914.**

Le bilan des lois et décrets ayant pour objet là protection de la santé publique menacée par l'alcoolisme est, hélas ! bientôt dressé.

Avant la guerre néfaste de 1870 qui aboutit à la chute de l'Empire et au traité de Francfort, le recueil de nos lois générales ne mentionnait qu'une prescription utile : le décret du 29 décembre 1851 *sur les cafés, cabarets et débits de boissons.* C'était l'œuvre de Morny.

Tenant ces établissements *pour des lieux favorisant d'une manière déplorable les progrès des mauvaises passions,* estimant qu'il est *du devoir du Gouvernement de protéger par des mesures efficaces les mœurs publiques et la sûreté générale,* le Ministre de l'Intérieur du Prince Président Louis-Napoléon Bonaparte soumit l'ouverture de ces établissements à une autorisation préalable, laissa aux Préfets le droit d'en autoriser la fermeture, et édicta des pénalités contre les contrevenants.

Ce n'était point, à proprement parler, un décret contre l'alcoolisme. Il n'atteignait le fléau que par incidence.

La République apparut comme soucieuse de faire besogne utile.

Sous l'impulsion vigoureuse et constante du regretté sénateur Théophile Roussel, qui mit toute son énergie à lutter contre ce qu'on appelait déjà *le cancer de la France*, la loi du 23 janvier 1873 *tendant à réprimer l'ivresse publique et à combattre les progrès de l'alcoolisme* fut votée et promulguée.... je n'ai pas dit : fut mise en vigueur.

Sans doute, son texte en a-t-il été affiché, sinon à la porte de toutes les mairies, où nul du reste n'en fait la lecture, mais dans la salle principale de tous cabarets, cafés ou autres débits de boissons.

L'exemplaire administratif adressé à tous les tenanciers de tripots a figuré longtemps, s'il n'y figure encore, sous les chromolithographies des successifs Présidents de la République. Il trône dans la salle où s'abrutissent les buveurs, qui n'ont pas tardé à se rendre compte que les treize articles compendieux de cette loi qui distribue graduellement amende, prison, priva-

tion des droits de vote, d'élection, d'éligibilité...
allaient devenir autant d'épouvantails à moi-
neau. Il trône au milieu du cabaret, domaine
de l'électeur influent, celui qui considère sa
personne comme sacro-sainte, se riant des prescriptions légales qui frapperaient le tenancier,
l'arrêteraient dans l'exercice de son commerce
coupable, et amèneraient la fermeture de son
établissement, s'il n'était pas au-dessus des lois,
étant le protecteur de l'élu son obligé, le dis-
pensateur de ses faveurs, le meilleur agent de
sa police politique, le préparateur des repré-
sailles, le détenteur du pouvoir occulte.

Nous écrivions le 10 octobre 1915 (1) :

« Aujourd'hui, nos législateurs se reprennent
à renforcer les sanctions de l'article 3 de la loi
du 23 janvier 1873, qui déclare toute personne
qui aura été condamnée deux fois en police correctionnelle pour délit d'ivresse manifeste, incapable d'exercer notamment les droits de vote,
d'élection et d'éligibilité, et qui souvent reste
lettre morte.

« Que d'ivrognes avérés, protégés par le comité influent (dont ils sont souvent membres)
n'ont jamais été l'objet de procès-verbaux pour

____

(1) Bulletin de l'*Alliance Républicaine Démocratique*, 10 octobre 1915.

ivresse, néanmoins manifestée publiquement, et combien de procès-verbaux restent enfouis au fond des tiroirs ou ne parviennent point jusqu'aux Parquets. Nous pourrions pousser plus loin nos observations. »

Beaucoup se sont émus de l'inapplicabilité des lois et c'est un brocard, en l'espèce, de dire que la *non-exécution* des lois ayant trait à l'alcoolisme est pour quelque chose dans les progrès du mal.

Au Congrès international de 1899 contre l'abus des boissons alcooliques (t. II p. 396 et s. du compte-rendu) une étude documentée a été faite *de la non-application des lois qui ont rapport avec l'alcoolisme.* Force nous est d'y renvoyer le lecteur.

La deuxième manifestation du législateur républicain est la loi du 27 juillet 1880 *abrogeant le décret du 29 décembre 1851 sur les cafés, cabarets et débits de boissons.*

C'est le régime nouveau.

Qu'en dire ?

Ecoutez ces paroles de l'éminent sénateur qui a présidé pendant plusieurs années avec éclat aux destinées de l'Algérie :

« *Alger, 15 février 1907...*

Jusqu'en 1881, l'Algérie avait été régie, au point de vue de la police des débits de boissons, par la loi du 29 décembre 1851 qui réglementait la matière d'une façon assez rigoureuse. Mais le 5 mai 1881, un décret rendit applicable en Algérie aux citoyens français ou naturalisés français *les dispositions beaucoup plus larges de la loi du 17 juillet 1880*, les étrangers et les indigènes musulmans continuant à être placés sous l'empire de l'ancienne loi. Une expérience, qui dura malheureusement vingt années, fit apparaître les dangers auxquels la colonie était exposée au point de vue de l'hygiène, de la santé et de la sécurité publiques, *par la prolongation d'un régime trop tolérant, qui soulevait en France même des appréhensions sérieuses.* Dans les pays chauds plus que partout ailleurs, l'abus de l'alcool produit fatalement les résultats les plus déplorables. Je fus frappé lors de mon premier passage au Gouvernement général de l'Algérie du nombre absolument inquiétant des débits de boissons qui avaient surgi partout sous le couvert de la loi de 1880. Quelques-uns de ces établissements ne se contentaient pas d'ailleurs de vendre des boissons anti-hygiéniques, ils

servaient aussi, surtout dans les villes, d'asile
à toute une clientèle de gens sans aveu.

« Aussi, ne tardai-je pas à adresser à ce sujet
un rapport à M. le Ministre de l'Intérieur et
à le prier de soumettre à la signature de
M. le Président de la République un projet de
décret qui avait pour but de replacer la colonie
sous le régime antérieur du décret du 5 mai 1881.
Toutefois, les dispositions du nouveau décret
étaient plus développées que celles du décret
de 1851, elles étaient pour partie empruntées à
un *projet* de loi présenté au Sénat par M. Jules
Siegfried et qui malheureusement n'est jamais
venu en discussion.

« Les dispositions essentielles du décret du
25 mars 1901 sont les suivantes : limitation du
nombre des débits à un par trois cents habitants
européens agglomérés ; limitation du nombre
de personnes susceptibles de tenir un débit de
boissons. »

Et dans cette même lettre du Gouverneur
général de l'Algérie au Président de la Ligue
nationale contre l'alcoolisme, nous lisons cette
constatation qui témoigne qu'avec un peu d'é-
nergie on obtient vite des résultats.

« Depuis 1901, mon administration a tenu la
main à l'application de ces prescriptions : le
nombre des débits de boissons a pu être réduit

approximativement d'*un tiers* en cinq ans : en dix ans *on peut espérer que la moitié des débits aura disparu.* »

Ainsi, d'après M. Jonnart qui est un administrateur averti, la loi du 17 juillet 1880 *soulevait* déjà *en France* au commencement de ce siècle des *appréhensions sérieuses.*

En Algérie; pour obtenir des résultats, le Gouverneur faisait revivre, en les complétant, les dispositions du décret Morny.

Et voilà tout le bilan de l'œuvre de la République émancipatrice : une loi mauvaise, celle de 1880, pire que la législation suivie jusque-là ; une loi excellente celle de 1873, mais inappliquée.

Devons-nous rappeler les tentatives du Préfet de Police en 1907? (1) l'ordonnance de M. Lépine du 31 mai 1907 *interdisant aux gens sans aveu de se réunir dans les garnis et débits de boissons,* déclarée illégale par l'arrêt de la chambre cri-

---

(1) Voir l'ordonnance du Préfet de police du 31 mai 1907, l'arrêt de la Chambre criminelle de la Cour de Cassation du 16 juillet 1908, la décision du Conseil d'Etat du 17 décembre 1903, l'ordonnance de police (conséquence de ces deux décisions) du 15 février 1910. — Voir également l'arrêt de la Chambre criminelle du 8 janvier 1915.

minelle de la Cour de Cassation du 16 juillet 1908 et annulée par l'arrêt du Conseil d'Etat du 17 décembre 1909 ?

Et le législateur n'a rien fait, pour seconder les agents de l'Exécutif qui montrent le danger ?

Que dis-je ! le législateur n'a rien fait ?

Recherchez au mot « *Boissons* » dans les recueils spéciaux, les lois, décrets et ordonnances en la matière, vous serez stupéfaits du nombre des textes. *Aucun ne consacre une ligne à l'alcoolisme.*

On y trouve bien le décret du 27 octobre 1896, portant institution d'une Commission d'étude du monopole de l'alcool, des augmentations fiscales destinées à alimenter les recettes.

On y trouve surtout depuis 1900 ces lois et décrets instituant le régime applicable au privilège restauré des bouilleurs de cru, l'une des causes de l'extension de l'alcoolisme.

Et pourtant les travaux extra-parlementaires sont légion. Nous en avons déjà indiqué les auteurs, réservant ici une place d'honneur à l'inlassable campagne dirigée par l'éminent professeur Debove, secrétaire perpétuel de l'Académie de Médecine, Président de la *Ligue Nationale contre l'Alcoolisme,* aidé par F. Riémain, parallèlement au mouvement entrepris par l'infatigable Directeur de la *Revue,* M. Jean Finot, qui à nouveau coalise les bonnes volontés.

N'est-il pas juste de rendre hommage au labeur et *au courage* des parlementaires qui se sont dévoués à la cause de l'anti-alcoolisme ?

A Joseph Reinach qui a payé de son siège (singulier exemple de la mentalité des électeurs!) sa lutte incessante et vigoureuse contre l'ennemi du dehors (rapports en faveur de la loi de trois ans) et contre l'ennemi du dedans (projets de loi et rapports contre l'alcool de bouche et les débits) ; aux morts et aux vivants les Claude des Vosges, les Léon Say, les Béranger, les Siegfried, les Eugène Guérin, les Ribot, les Jonnart, les Lamarzelle, les Jaurès, les Vaillant.

Nous allons retrouver pendant la période de la guerre mon compatriote Henri Schmidt, l'actuel champion à la Chambre de la lutte contre l'alcoolisme, que seconde vaillamment Ernest Lafont, et mettre en vedette le nom de mon confrère et ami Pierre Masse, homme de bon sens, de savoir et de talent, excellente recrue.

§ II Depuis le commencement des hostilités

La guerre aura eu ce résultat de faire édicter, pendant la première année des hostilités, plus de mesures efficaces que nous n'en avons vu

prendre depuis l'avènement de la troisième République (1).

— Décret du 7 janvier 1915 *portant interdiction
de la vente en gros et en détail ainsi que la circulation
de l'absinthe et des liqueurs similaires.*

— Deuxième décret de la même date portant
réglementation de l'ouverture de nouveaux débits

---

(1) Que le lecteur lise et relise cet article de M. H. ROUX-
COSTADEAU, *député*, que nous voulons dès à présent mettre sous
ses yeux :

Ah ! le Parlement ! S'il voulait, s'il osait, s'il savait
agir ! Jamais plus belle occasion que cette guerre ne
s'offrit à lui pour dissiper les préventions que suscite son
inertie, pour briser l'offensive enveloppante et sournoise
de ses adversaires, pour se grandir dans l'opinion publique, pour s'attirer le respect par des actes vigoureux
et terribles de salut national !

On a tout dit; tout écrit sur l'alcoolisme. Il a tué, en
un demi-siècle, plus de Français que n'en massacrèrent
l'actuelle et les précédentes invasions. On surprendrait
bien des gens en leur faisant connaître que la fureur
teutonne est moins à redouter, pour l'avenir de notre
race, que le sourire obséquieux des cinq cent mille
débitants dispersés et enracinés sur le territoire de la
République. Beaucoup parmi ceux qui s'indignent que
l'ennemi déverse à pleins cylindres sur nos soldats
des gaz asphyxiants, ne s'étonnent guère que l'ex-
termination du peuple s'achève en d'abondantes lippées
d'apéritifs. On croyait en supprimant l'absinthe guérir le mal; l'hydre n'a perdu qu'une seule tête. Au
poison qui disparaissait, d'autres poisons aussi funestes
se sont substitués. On signale, en diverses régions,

de boissons (voir *Journal officiel* du 8 janvier 1915).

— Loi du 16 mars 1915, homologuant et consacrant le décret contre l'absinthe.

— Loi du 9 novembre 1915 modifiant le décret du 7 janvier promulgué à ce sujet.

— Divers arrêtés préfectoraux et ordonnances qui mériteront de retenir notre attention.

---

une recrudescence inquiétante de la consommation des vermouths, bitters et autres produits aux noms bizarres inventés par d'ingénieux industriels et destinés à notre universel et mémorable abrutissement. Les « Allemands de l'intérieur » n'ont pas eu à se creuser longtemps la cervelle pour découvrir des compensations fructueuses à l'interdiction de l'absinthe ; depuis que cette mesure fut prise, la vente des boissons similaires, des amers et des stupéfiants de toute nature a quadruplé dans le pays. Le tour est joué, le diable exulte !

La France pacifique buvait. La France guerrière boit toujours. Et les Français disparaissent. Quand il n'en restera plus qu'une poignée le Gouvernement et le Parlement daigneront peut-être s'en apercevoir.

En attendant ce sont les généraux qui agissent. Pour garantir la santé physique et morale de nos soldats, plusieurs d'entre eux ont su prendre des décisions énergiques.

D'un trait de plume le général Galliéni a éloigné des lèvres de quiconque porte l'uniforme la coupe mortelle des apéritifs : et ceci n'est pas le moindre mérite de l'homme dont on connaît la puissante contribution à la victoire de la Marne. Il s'est constitué ainsi un double droit à la reconnaissance de la Patrie.

Ce simple énoncé suffit à indiquer au lecteur que c'est l'initiative gouvernementale qui, la première, a conçu le régime nouveau, consolidé, par la suite, par l'œuvre législative.

Examinons successivement les mesures prises contre l'*absinthisme*, les mesures édictées pour *reglementer l'ouverture des nouveaux débits* de boissons; nous verrons ensuite, autant que le cadre de cette étude nous le permet, quelle a été l'action administrative.

Il ne suffit pas cependant d'accepter des solutions isolées et provisoires. Ecarter le péril de nos armées, c'est bien; sauvegarder la nation tout entière, c'est mieux encore.....

Que le Parlement prenne garde? L'heure n'est plus aux tergiversations. Son devoir est de profiter d'une circonstance unique dans l'histoire de la République, celle où l'union parfaite des partis lui permet de faire deux coups de la même pierre, vaincre l'ennemi du dehors, abattre l'ennemi du dedans. La Convention, elle, n'aurait pas hésité. Voici notre programme :

— Suppression absolue des apéritifs ;

— Réduction à 10.000 du nombre des débits ;

— Monopole de l'alcool.

Votez, Messieurs. Ce geste vous rendra célèbres. Vous passerez, accomplissant une grande chose... Comment. vous refuserez ce peu de gloire? Tant pis pour vous ! Arrêt de mort !.....

H. Roux-Costadeau, député.

.˙.

A. — L'ABSINTHE

Le dernier décret du 7 janvier 1915 est suffisamment court pour être inséré ici tout au moins dans sa partie principale :

ARTICLE PREMIER. — Sont interdites, la vente en gros et au détail, ainsi que la circulation de l'absinthe et des liqueurs similaires, visées par l'article 15 de la loi du 30 janvier 1907 et l'article 17 de la loi du 26 décembre 1908.

Toutefois, la présente interdiction n'est pas applicable aux expéditions faites à destination, soit de l'étranger, soit d'entrepôts où ne seraient emmagasinés que des spiritueux destinés à l'exportation.

Les contraventions au paragraphe premier du présent article seront punies de la fermeture du débit, et, en outre, à la requête de l'administration des contributions indirectes, des peines fiscales prévues à l'article premier de la loi du 28 février 1872 et à l'article 19 de celle du 30 janvier 1907.

C'était en fait un édit temporaire qui devait être soumis à la ratification des Chambres, et entraîner une décision définitive.

L'urgence était d'enrayer le mal causé par l'absinthe.

Dès le 14 janvier, le gouvernement saisissait

la Chambre. Le très actif rapporteur *de la Commission d'hygiène publique* que nous trouvons toujours prêt lorsqu'il s'agit de mener le bon combat contre l'alcoolisme, le député Henri Schmidt déposait son rapport *cinq jours après*. Que ce soit un exemple pour les lois qui sont nécessaires et que nous réclamerons !

Arrêtons-nous à ce document :

La liqueur d'absinthe. — Son action

L'absinthe est la plus alcoolisée de toutes les boissons. Elle titre de 65 à 72 degrés et contient environ trois grammes d'huiles essentielles. La présence d'une aussi forte proportion d'essences, dont l'absorption est facilitée par leur émulsion en goutelettes très fines, et par la vacuité de l'estomac lors de leur ingestion, donne une intensité et une allure toute particulière aux troubles qu'elle produit. Les essences sont des poisons du système nerveux qui agissent, même à petite dose, avec une grande force quand elles sont associées à l'alcool et absorbées en quantité régulièrement répétée. L'essence d'absinthe notamment est un épileptisant énergique dont l'action prédomine dans l'intoxication par la liqueur qui porte son nom...

L'absinthisme, plus encore que l'alcoolisme, ne disparaît pas avec l'individu ; il se continue la plupart du temps, sous des formes variables, dans sa descendance qui naît chargée de tares indélébiles...

... L'absinthisme du père marque sa descendance

de stigmates de dégénérescence. Les enfants d'absinthiques, s'ils ne meurent pas peu de temps après la
naissance, restent grêles et mal venus ; leur résis-
tance aux maladies infectieuses est diminuée, ils sont
prédisposés à la tuberculose et sont surtout sujets à
des convulsions épileptiformes et à de graves troubles
mentaux. Il se manifeste souvent en eux des tendances vicieuses et criminelles, dues à une déprava-
tion profonde et à une perte complète de sens moral...

Consommation.

La consommation de l'absinthe n'a cessé de croître.
Elle était de 15.521 hectolitres (en alcool pur) en 1875,
soit 0 lit. 04 par habitant, et s'est accrue jusqu'à
239.492 hectolitres en 1913, soit 0 lit. 60 par habitant.
Le département des Bouches-du-Rhône vient en tête
avec une moyenne de 2 lit. 45 par habitant.

Aliénation mentale.

Le nombre des aliénés n'a cessé de croître en
France ; il était en 1871 de 49.589, il a atteint 100.291
en 1911. L'alcool peut être la cause directe de l'aliénation qui sera alors rangée sur la rubrique : Folie alcoolique. L'alcool peut n'être qu'une cause occasion-
nelle ayant des répercussions profondes sur un terrain
déjà préparé. L'alcool peut enfin être une cause loin-
taine n'ayant agi directement que sur les parents,
l'évolution de la lésion s'étant poursuivie par le jeu
de l'hérédité sans aucune nouvelle intervention de
sa part.

Le sénateur Claude (des Vosges), à qui nous devons un remarquable rapport sur l'alcoolisme en France, a établi que de 1861 à 1885, dans les asiles publics d'aliénés, la proportion des aliénés alcooliques a passé de 9.60 0/0 à 14.42 0/0, le plus grand nombre de fous et la plus forte proportion d'aliénés alcooliques se rencontrant dans les régions où l'alcool est abondamment consommé.

Le docteur Magnan a relevé les entrées des aliénés alcooliques à l'asile clinique de Sainte-Anne. En 1867, les alcoolisés simples, victimes de l'intoxication, étaient dans la proportion de 17.19 0/0, les aliénés avec appoint alcoolique, c'est-à-dire les épileptiques, les hystériques, les paralytiques, les dégénérés, etc., dans celle de 8,37 0/0, soit un total de 25.51. En 1906, la proportion était devenue 25,20 pour les alcooliques et de 14 0/0 pour les aliénés avec appoint alcoolique, soit un total de 39,20.

Lorsque l'absinthe agit dans un milieu déjà fortement affaibli par l'alcool, comme en Seine-Inférieure, l'aliénation mentale atteint alors des proportions très élevées.

L'eau-de-vie produit la plupart du temps, chez la descendance du buveur, une simple tendance à l'aliénation mentale ; le fils d'alcoolique devra boire lui-même, ou se livrer à des excès pour devenir fou. L'enfant d'un absinthique, au contraire, viendra souvent au monde avec une lésion profonde du cerveau qui sera déjà constatée par les conseils de révision. Dans les statistiques du recrutement de l'armée pour la période 1889-1905, nous relevons les proportions suivantes :

Proportion d'exemptés pour **1.000** conscrits.

	Epilepsie	Aliénation mentale	Convulsions
Région sobre du Sud-Ouest.	1,42	0,67	0,17
Région alcoolique du Nord-Ouest. ·.	1,99	0 66	0,21
Départ. méridionaux à forte consommation d'absinthe.	2,13	1,05	0,22

Criminalité.

Le crime, comme la folie, est le terme de l'évolution mentale d'un grand nombre d'absinthiques.

Le docteur Hageman a constaté que « les buveurs d'absinthe étaient plus portés que tous autres à la violence ; que, pendant leur crise absinthique, la moindre offense demandait une mort d'homme comme réparation ; que beaucoup de ceux-ci avaient eu des impulsions homicides non suivies d'effet ; mais que chez les débiles, chez qui la raison chancelante ne demande qu'à faiblir, l'absinthe avait fourni l'occasion du faux pas, l'acte avait suivi l'impulsion; où la réaction contre l'hallucination terrifiante avait causé mort d'homme. Les crimes d'absinthiques se reconnaissent à des caractères bien spéciaux, ils sont commis avec un sang-froid et une sauvagerie horrible ; ils s'accomplissent très souvent dans une complète inconscience et le meurtrier perd jusqu'au moindre souvenir de son acte.

Nombreux sont les criminels déclarés irresponsables comme aliénés qui retrouvent facilement leur raison après un court séjour dans un asile, à l'abri

les tentations de leur poison, qui, dès qu'ils sont remis en liberté, retournent à leur funeste passion et
commettent de nouveaux crimes.

En outre, l'absinthe doit être aussi rendue responsable d'un grand nombre d'accidents du travail. Le
couvreur qui tombe de son toit, l'ouvrier d'usine qui
laisse égarer sa main dans un engrenage, doivent
souvent leur accident à un de ces vertiges subits qui
envahissent le cerveau des absinthiques. Ne se pro-
duit-il pas un grand nombre d'accidents du travail
au début de la semaine, dus, non pas à la fatigue résultant du travail, mais aux libations prolongées du
dimanche, où l'absinthe tient une place d'honneur !

Objection.

Quelle objection pourrait-on faire au principe de
l'interdiction ?

« C'est une atteinte à la liberté du consommateur,
à la liberté du commerce », dit-on. « Nous connais-
sons ce refrain. »

Chaque fois qu'il s'agit de réaliser un progrès,
on lèse des intérêts plus ou moins respectables, et
ceux-ci se défendent en réclamant leur droit à la
liberté.

L'absinthe est un poison, il ne faut pas cesser de le
proclamer. L'essence d'absinthe est inscrite parmi la
liste des substances vénéneuses que les pharmaciens
n'ont pas le droit de délivrer sans ordonnance de médecin ou de vétérinaire. Comment peut-on refuser à
l'Etat le droit d'interdire la circulation à l'état dilué,
sous une forme agréable, séduisante, c'est à-dire dans

des conditions qui sont au point de vue social plus dangereuses, un poison dont il a lui-même reconnu et proclamé le danger et interdit la vente à l'état pur ?

Le Gouvernement a compris qu'au moment où toute la nation était engagée dans un formidable conflit où son existence même est mise en jeu, il a le devoir de protéger tous les citoyens contre tout ce qui peut affaiblir leur énergie et troubler leur raison, et même contre leurs propres faiblesses. Il a le devoir aussi, portant ses regards vers l'avenir, de préparer à la Nation, au lendemain de la victoire, des « conditions de vie meilleure ».

Le rapport présenté au Sénat par M. le sénateur GUILLAUME POULLE (*annexe 66 — 4 mars 1915*) a, pour ainsi dire, reproduit les observations présentées à la Chambre.

Il convient néanmoins d'en extraire ces quelques lignes :

« Tous les hygiénistes, tous les cliniciens, tous les chimistes les plus distingués, même ceux qui considèrent la question de l'absinthe comme un cas particulier de l'alcoolisme, s'accordent pour déclarer que l'absinthe est la plus pernicieuse des boissons, non seulement par ses effets physiologiques spéciaux, mais aussi par la séduction irrésistible qu'elle produit sur le buveur. »

Et plus loin, le rapporteur rappelle ce passage du discours prononcé, le 11 février 1915 à

la tribune de la Chambre, par l'honorable
M. Ribot, ministre des finances :

« En prenant ce décret, en vous soumettant ce
projet de loi, c'est une œuvre de défense nationale
que nous accomplissons. Il ne suffit pas de refouler
hors de notre territoire les ennemis qui l'occupent et
d'assurer la victoire de nos armée ; il faut penser aux
qualités natives de cette race française qui, par son
héroïsme, fait l'admiration du monde. Il faut la protéger contre un danger qui depuis trop longtemps sour-
dement la mine. »

Le rapporteur concluait :

« C'est pour réaliser cette œuvre de défense nationale, c'est pour protéger la race française contre un
ennemi du dedans qui la menace que nous avons l'honneur de demander au Sénat de voter le projet de loi. »

Le 12 mars 1915, la loi venait en discussion
devant la Haute Assemblée, qui entendait le
rapporteur de la loi prononcer à la tribune ces
paroles qui devraient être sans cesse répétées :

« Ce n'est pas tout d'être courageux contre les ennemis de l'extérieur, il faut aussi lutter contre les ennemis
de l'intérieur. En combattant le fléau de l'alcoolisme,
et notamment celui de l'absinthisme, le Sénat rendra
à ce pays un immense service.
Assurer l'équilibre physique et moral de ce pays est
une nécessité : cela intéresse au plus haut point l'avenir de la France.

Prenons acte également des engagements pris ce même jour, *publiquement*, *solennellement*, par M. Ribot parlant au nom du Gouvernement :

« *Quand nous aurons supprimé l'absinthe, nous n'aurons pas fait tout notre devoir*. Il faudra continuer la lutte sur d'autres terrains, *il faudra restreindre dans ce pays la consommation de l'alcool...* Il faudra que le ministre des finances, qui aura la responsabilité des mesures à prendre, ne s'inspire pas seulement de l'esprit de fiscalité, du désir de donner des recettes au Trésor, mais aussi *du sentiment qu'il a de protéger la race française des dangers qui la menacent*. C'est dans cet esprit que nous continuerons la campagne que nous avons commencée et qui est notre honneur. »

Les bonnes et excellentes paroles !

Le texte de la loi du 16 mars 1915 diffère en deux points du texte du décret.

La fabrication de l'absinthe est interdite de même que la vente en gros et au détail ainsi que la circulation de l'absinthe et des liqueurs similaires. La loi est applicable à l'Algérie et aux colonies.

Comme l'a dit fort spirituellement, à la Chambre, mon ami Léon Bérard : « *L'absinthe est une victime de la guerre* ».

*
* *

B. — LOI DU 19 NOVEMBRE 1915

Réglementant l'ouverture des débits de boissons.

Ici encore c'est l'initiative gouvernementale qui a pris les décisions premières.

Le décret du 7 janvier 1915 (paru au *Journal Officiel* du 8) avait décidé dans son article premier que nul ne pourra ouvrir un nouveau débit de boissons pour y vendre à consommer sur place, autrement que comme accessoire de la nourriture, des spiritueux, des liqueurs ou des apéritifs autres que ceux à base de vin et titrant moins de 23 degrés.

Etait considéré par le décret, comme ouverture d'un nouveau débit de boissons, le fait de vendre l'une quelconque des boissons ci-dessus dans un établissement dont le tenancier aurait fait la déclaration prévue par l'article 36 de la loi de finances du 15 juillet 1914, en vue d'être exonéré du paiement du droit de licence.

N'était pas considéré comme ouverture d'un nouveau débit le transfert d'un débit déjà existant, s'il était effectué dans un rayon de cent mètres par le propriétaire du fonds de commerce ou par ses héritiers.

Tout débit qui, par suite de faillite, décès, cessation de commerce ou toute cause autre qu'un sinistre, n'était pas exploité depuis plus d'un an, était considéré comme ayant cessé d'exister et ne pouvait plus être remis en exploitation.

Tout un régime de pénalités et de contraventions était prévu aux textes.

Enfin ce décret n'était point applicable à l'Algérie, aux colonies, ni aux pays de protectorat. Le Gouvernement laissait le soin aux Gouverneurs et aux Résidents généraux de prendre, en conformité des pouvoirs spéciaux qui leur sont conférés par la loi, les mesures qu'ils jugeraient nécessaires.

Dans la première quinzaine de leur prochaine réunion, ce décret devait être soumis à la ratification des Chambres.

Le 14 janvier 1915 le gouvernement déposa le projet de loi destiné à remplacer le décret.

Dix mois devaient s'écouler avant le vote de la loi qui n'a pas été l'homologation de l'œuvre gouvernementale.

La loi que nous allons analyser a donné lieu à des discussions abondantes. Aux dates des 18,

19, 25, 26 février et 4 mars, de très nombreux orateurs se sont succédé à la tribune. Les rapporteurs de la *Commission d'hygiène publique* et de la *Commission des boissons*, MM. Jules Siegfried et Pierre Masse ont soutenu la thèse qui nous est chère. Nous ne divulguerons pas les noms des parlementaires qui, tout en proclamant leur désir de voir l'alcoolisme terrassé, se sont faits les avocats de la liberté du commerce et des droits acquis, pouvant ainsi donner apparemment satisfaction à chacun de leurs électeurs, tout en se réservant les sourires des fabricants d'alcool qui sauront leur être au besoin reconnaissants de leurs efforts.

Votée le 4 mars en première lecture, discutée au Sénat les 17 et 25 juin (que le lecteur se reporte aux observations de M. Eugène Guérin, rapporteur de la loi devant le Sénat, et qu'il lise et relise le courageux discours de M. Jonnart), adoptée le 8 juillet, transmise à la Chambre le 29, discutée et adoptée à nouveau les 12 août et 16 septembre, la loi est enfin rediscutée et adoptée définitivement au Sénat le 3 novembre, et promulguée le 11 novembre (*Journal Officiel*, p. 8106). .

*
* *

Quelques citations, avant de l'analyser.

Ce sont d'abord ces observations de M. Jules Siegfried, dès le dépôt de son premier rapport :

« La Commission d'hygiène aurait vu avec satisfaction que les mesures proposées par le Gouvernement fussent plus étendues et quelques-uns de ses membres auraient désiré notamment que la vente à consommer sur place des spiritueux, liqueurs et apéritifs, ne puisse plus être effectuée par les épiciers, marchands de charbon et d'autres denrées de toute nature, mais la majorité de la Commission a pensé qu'il était préférable de n'apporter que le moins de modifications possibles au projet du Gouvernement, étant bien entendu que les préfets et les autorités militaires conservaient toujours la faculté de prendre des arrêtés plus sévères.

« En effet, dans son rapport au Président de la République, le Gouvernement a prévu qu'une réforme générale du régime de l'alcool s'imposerait certainement dans un avenir peu éloigné ; dans ces conditions, ne convient-il pas de lui laisser le temps d'examiner les modifications ultérieures à demander au Parlement ? »

Et plus loin :

« Tous nous pensons que les 480.000 débits qui existent actuellement en France sont trop nombreux déjà et que, si dans la crainte de nuire à des droits

acquis on hésite à en diminuer le nombre, il ne faut
a aucun prix en permettre l'augmentation. »

A noter l'apparition devant le Parlement de
la pétition de plus de 200.000 femmes françaises
qui déclarent « *que la femme est la principale intéressée à la lutte contre un fléau qui détruit la famille,
fait de l'homme une brute, de l'enfant un dégénéré et
d'elle-même une martyre* ».

Prenons au rapport de M. Pierre Masse ces
quelques lignes :

« Lorsque en janvier 1912, la Chambre, sans les
rejeter, ajourna une proposition de loi de M. Joseph
Reinach, tendant toutes deux aux mêmes fins que le
projet actuel, les journaux quotidiens de toutes les
opinions : le *Temps*, l'*Echo de Paris*, l'*Autorité*, la
Guerre Sociale, l'*Humanité*, (pour ne citer que ceux-là),
les journaux corporatifs les plus divers (le *Travailleur
du bâtiment*, le *Terrassier*, la *Tribune de la voie ferrée*,
l'*Ouvrier sanitaire*, la *Bataille syndicaliste*, etc., toutes
les grandes organisations médicales, et au premier
rang, la *Société médicale des hôpitaux de Paris*, furent
unanimes pour demander à la Chambre de reprendre
le problème et cette fois de le résoudre.

« C'est, qu'en effet — et sans vouloir dramatiser à
l'excès — les nettes et franches paroles de l'un des
rapporteurs de la Société médicale des hôpitaux
tracent à la Chambre son devoir : « La lutte contre
« l'alcoolisme est le premier devoir social de ce temps.

« Pour notre pays de population stationnaire, et
« aujourd'hui le plus alcoolisé du globe, il s'agit là
« d'une question de vie ou de mort... »

Retenons des débats certaines déclarations
du vieux lutteur socialiste Vaillant, qui n'a jamais cessé jusqu'à ses derniers jours de dénoncer l'alcool comme le pire ennemi de l'ouvrier.

« Chaque débit d'alcool est un centre d'attraction
pour le passant, pour celui qui, à son abord, sait que
là il pourra satisfaire sa mauvaise passion. Nous devons chercher à réduire ces centres d'attraction le
plus possible. Par conséquent, pour supprimer les
foyers où il peut trouver à satisfaire sa passion, il
nous faut supprimer les débits de boissons d'abord
dans leur quantité, ensuite dans leur intensité. »

Retenons ces déclarations de bon augure
faites pour M. FERNAND MERLIN :

« Nous avons commencé le débat (contre l'alcoolisme), par l'absinthe ; c'est un excellent avant-propos, une préface qui s'imposait... »

Retenons de M. FRANÇOIS FOURNIER ce contre-
projet :

« Dans aucun débit de boissons nul ne pourra
vendre pour consommer sur place ou emporter, autrement que comme accessoire à la nourriture, des

spiritueux, des liqueurs ou des apéritifs autres que ceux à « base de vin et titrant moins de 23 degrés. »

Contre-projet ainsi apprécié par M. JULES SIEGFRIED :

« Le fond de la proposition de M. Fournier est la suppression absolue de l'alcool ; j'espère qu'un jour on y arrivera, mais, pour le moment, nous n'y sommes pas encore. »

Retenons également la proposition de loi de M. SIBILLE, qui comportait des dispositions générales applicables aux débits de spiritueux, contre-projet qui, remanié par la Commission d'hygiène publique, est devenu la base même de la loi.

D'après ce contre-projet, revu et corrigé, les débits de boissons devaient être divisés en deux catégories : les débits de boissons hygiéniques (vins, bières, cidres), qui pourront s'établir comme par le passé sur simple déclaration, et les débits de spiritueux dont le nombre ne pourra plus s'augmenter.

Le projet du Gouvernement recevait ainsi satisfaction puisque la création de nouveaux débits d'alcool était interdite et que, ce que l'on veut combattre : c'est l'abus de l'alcool et les désordres physiologiques qu'il entraîne.

Voyons maintenant la loi.

Elle se divise en deux titres :

LE TITRE PREMIER *édicte les dispositions applicables aux débits de boissons de toute nature à consommer sur place.*

Quinze jours avant d'ouvrir un établissement, une déclaration doit être faite par la personne qui veut obtenir une licence, contenant une série de précisions : notamment si elle prend l'engagement de ne pas vendre de spiritueux, des liqueurs alcooliques ou des apéritifs autres que ceux à base de vin titrant moins de 23 degrés (Art. 1).

L'article 2 vise les mutations dans la personne du propriétaire ou du gérant et la translation d'un lieu dans un autre et les déclarations qu'elles comportent.

Les articles 3 et 4 désignent ceux qui ne peuvent pas exercer la profession de débitants de boissons, et des incapacités perpétuelles ou temporaires sont instituées.

Les articles 5 et 6 constituent le code pénal du régime.

L'article 7 vise la tenue des cafés ou débits à

l'occasion d'une foire, d'une vente ou d'une fête publique.

Aux termes de l'article 9 (ce qui est à souligner), *est abrogée la loi du 17 juillet 1880, à l'exception des articles 1 à 9. Or les articles 1 et 9 qui sont maintenus sont les suivants :*

Art. 1. « Le décret du 29 décembre 1851 sur les « cafés, cabarets et débits de boissons à consommer « sur place, est abrogé »

Art. 9. « Les maires pourront, les conseils mu- « nicipaux entendus, prendre des arrêtés pour dé- « terminer, sans préjudice des droits acquis, les dis- « tances auxquelles cafés et débits de boissons ne « pourront être établis autour des édifices consacrés « à un culte quelconque, des cimetières, des hospices, « des écoles primaires, collèges et autres établisse- « ments d'instruction publique. »

Le titre deuxième *édicte les dispositions appli- cables aux débits de spiritueux, liqueurs alcooliques ou apéritifs à consommer sur place.*

L'article 10 de la loi est à reproduire *in-extenso*, vu son importance et l'impossibilité de le ré- sumer :

Nul ne pourra ouvrir un café, un cabaret ou un débit de boissons pour y vendre à consommer sur place des spiritueux, des liqueurs alcooliques ou apéritifs autres que ceux à base de vin et titrant moins de 23°.

L'interdiction n'est pas applicable aux hôtels, restaurants et auberges, lorsque les boissons n'y seront offertes qu'à l'occasion et comme accessoire de la nourriture.

Est considéré comme l'ouverture d'un nouveau débit de spiritueux le fait de vendre l'une quelconque des boissons visées au paragraphe premier du présent article dans un établissement dont le tenancier aura fait la déclaration prévue par l'article 36 de la loi financière du 15 juillet 1914 en vue d'être exonéré du paiement du droit de licence.

N'est pas considérée comme ouverture d'un nouveau débit la translation d'un débit déjà existant, si elle est effectuée par le propriétaire du fonds de commerce ou des ayants droit dans un rayon de 150 mètres, à condition que cette translation ne soit pas opérée dans une zone établie par application des dispositions de l'article 19 de la loi du 17 juillet 1880 ou de l'article 46 de la loi de finances du 30 juillet 1913.

Aucune personne, aucune société ne pourra à l'avenir, sous réserve des droits acquis, posséder ni exploiter, directement ou indirectement ou par commandite plus d'un débit de boissons titrant plus de 23° d'alcool.

Sous réserve de certaines exceptions, la loi déclare (Art. 11) que tout débit qui a cessé d'exister depuis plus d'un an est considéré comme supprimé et ne peut être transmis.

Les articles 12 et 13 constituent en la matière du titre II un nouveau régime de pénalités.

Puisse leur application, de même que l'application des articles 5 et 6, ne pas demeurer lettre morte.

Les clameurs de nos Pères Conscrits qui avec un ensemble touchant ont déploré l'inapplication des peines prévues contre les ivrognes et contre les débitants par la loi de 1873 inciteront, je l'espère, le gouvernement à veiller à ce que les procès-verbaux soient dressés, qu'une fois dressés tous soient transmis aux parquets, que les poursuites ne soient point arrêtées, et à ce que les ordres soient donnés aux juges correctionnels pour qu'une très sévère application soit faite de la loi : *il y va de la santé de la nation et de l'avenir de la race.*

Du reste, amis qui de partout m'envoyez des lettres d'encouragement pour continuer la croisade entreprise dans l'*Alliance Républicaine Démocratique*, lisez attentivement ce dernier article de la loi :

ARTICLE 14. — Les syndicats formés conformément à la loi du 21 mars 1884 pour la défense des intérêts généraux du commerce des boissons, ainsi que les associations constituées pour la lutte contre l'alcoolisme ayant obtenu la reconnaissance d'utilité publique, pourront exercer, sur tout le territoire de la France et des Colonies, les droits reconnus à la partie civile par les articles 182, 63, 64, 66, 67 et 68 du Code d'instruction criminelle relativement aux faits

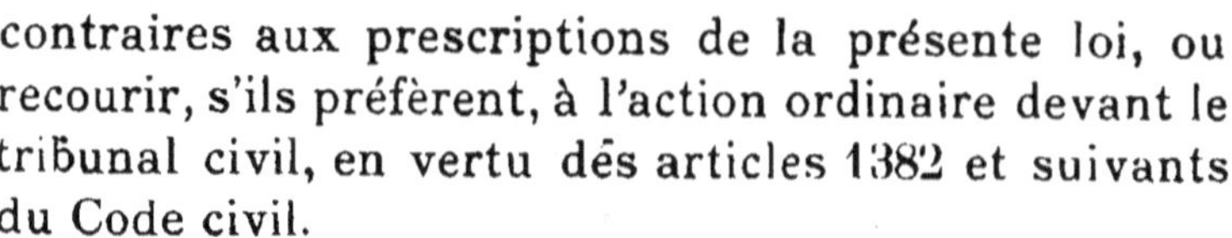

contraires aux prescriptions de la présente loi, ou recourir, s'ils préfèrent, à l'action ordinaire devant le tribunal civil, en vertu dés articles 1382 et suivants du Code civil.

L'action des associations constituées contre l'alcoolisme, ayant obtenu la reconnaissance d'utilité publique, est précisée par la loi nouvelle.

Elles ont des droits reconnus à la partie civile par le Code d'instruction criminelle. Elles ont devant la juridiction civile l'exercice de l'action née des articles 1382 et suivants du Code civil. Membres associés de la Ligue nationale contre l'alcoolisme, *méditez* cet article 14 de la loi du 3 novembre 1915.

Nous vous ferons connaître le moyen d'agir et nous serons au barreau plus d'un à vous prêter main-forte, à commencer par mes éminents confrères et amis, les bâtonniers Henri Robert et Charles Chenu.

*
* *

Nous examinerons à la fin de ce chapitre la réforme essentielle que le Parlement a adoptée dans la loi de finances votée le 30 juin 1916.

* *
*

C. — ACTION ADMINISTRATIVE ET MILITAIRE

Décisions prises par les Ministres, par les Préfets et par les Généraux dans la zone des armées et en dehors de cette zone.

O miracle! *res mira oculis!* la guerre, qui a secoué bien des apathies, a mis en branle contre *l'alcoolisme* la machine administrative!

C'est un fait incroyable, mais cela est.

— Comment, me direz-vous, vous trouvez incroyable que le gouvernement applique les lois, mais, ce faisant, il ne fait que son strict devoir. — Vous avez raison, vous répondrai-je. Il peut vous paraître que l'A. B. C. de la fonction gouvernementale, bien mieux, que le rôle de tout fonctionnaire administratif ou judiciaire consiste à faire respecter les lois existantes. Eh bien! ce n'est en l'espèce, comme on dit au Palais, qu'une apparence. Lorsqu'il s'agit de l'alcoolisme, les lois existantes, je le démontrerai, sont *lettre morte.*

La loi de 1873 sur l'ivresse publique, notez-le, est l'exemple le plus parfait que l'on puisse prendre, d'une loi *d'ordre public*, d'une loi *essen-*

tielle, dont l'inapplication a été proclamée en plein
Sénat, sans soulever d'autres manifestations
que des applaudissements à l'adresse des orateurs, qui ont dénoncé le péril. Nous reviendrons
sur cette déclaration, témoignage manifeste de
l'état anarchique dans lequel a vécu notre cher
pays, pourtant si vivant, si plein de ressources,
si digne d'un meilleur destin.

Souhaitons que la dîme de sang que paie si
généreusement la France, la revivifie, et qu'enfin nous connaîtrons une période de renaissance
où l'on s'occupera *moins de légiférer* et *plus d'appliquer les lois* qui ne sont en vigueur que par
leur promulgation au *Journal officiel*.

Donc la guerre a créé, dans la question qui
nous occupe, un régime nouveau.

Les chefs militaires les Joffre, les Galliéni, les
commandants d'armée, les généraux de régions,
à qui les prescriptions de la loi sur *l'état de siège*
avaient dévolu une grande partie des pouvoirs
d'exécution, ont pris des arrêtés concernant le
débit des boissons alcooliques et l'accès des militaires dans les cafés et estaminets.

Une lecture substantielle en même temps
qu'intéressante est celle de la *Gazette des Tribunaux*, qui rapporte les décisions rendues par le
Conseil d'Etat, statuant au contentieux, et par
la Chambre criminelle de la Cour de Cassation,

le premier saisi par les cafetiers qui lui avaient déféré pour excès de pouvoirs des arrêtés de commandants d'armes, la seconde saisie de pouvoirs formés contre des jugements correctionnels, rendus contre des débitants.

Je suis dans l'obligation de renvoyer le lecteur aux conclusions données par M. le Commissaire du Gouvernement Corneille, devant le Conseil d'Etat, rapportées *in extenso* dans la feuille judiciaire des 13 et 14 septembre 1915, et aux textes des arrêts des deux juridictions.

Retenons de ces procès eux-mêmes, que dès le début de la guerre l'autorité militaire, qui avait à la fois à assurer l'ordre et à sauvegarder la santé publique, a pris contre l'alcoolisme des mesures utiles.

Et comme le bon exemple fait des adeptes, l'autorité civile n'a pas voulu rester en arrière, et en 1915 tout au moins, ministre de l'Intérieur et préfets ont rivalisés de zèle, zèle qui, hélas ! ne s'est point maintenu.

*
* *

Notons la circulaire, en date du 24 mars de M. Malvy, ministre de l'Intérieur, à Messieurs les Préfets.

« Je suis avisé, dit M. le Ministre, que dans certains départements les femmes de mobilisés emploient une partie des allocations qu'elles reçoivent à un usage abusif de l'alcool.

« Vous avez le droit d'empêcher, autant que possible, que les sommes allouées par l'Etat à la mère de famille pour lui assurer, ainsi qu'à ses enfants les moyens d'existence nécessaires, soient pour elle l'occasion de satisfaire ses goûts nuisibles.

« La fréquentation plus ou moins habituelle d'un débit de boissons par une femme d'un mobilisé, seule ou en compagnie d'enfants, soit pour y consommer sur place, soit pour y acheter de l'alcool à emporter, est un fait déplorable que vous devez réprimer avec la plus grande sévérité.

« A défaut de textes législatifs, vous disposez d'une sanction aussi juste qu'efficace ; le retrait par voie d'appel de l'allocation accordée, chaque fois que vous aurez la preuve qu'il en est fait un usage absolument contraire à sa destination.

« Deux sortes de mesures s'imposent : vous voudrez bien d'abord aviser les maires de votre département qu'ils ont en ce moment plus que jamais le devoir de veiller de la façon la plus rigoureuse à la stricte application de la loi du 15 juillet 1873 sur l'ivresse publique.

« Vous ferez ensuite connaître que vous poursuivrez par voie d'appel le retrait de l'allocation militaire à toute personne qui consacrerait les sommes reçues à un usage aussi nuisible que la consommation de l'alcool.

« Autant le pays est prêt à supporter toutes les charges qui ont pour but d'assurer l'existence de ceux que le père de famille a laissés sans ressources pour aller défendre la patrie, autant il ne pourrait accepter que ces sacrifices aient pour résultat de satisfaire ou de développer un vice qui, comme celui de l'alcoolisme, met en péril à la fois l'avenir de la race et la paix du foyer.

« Vous comprendrez la nécessité d'agir à cet égard avec toute l'énergie et la vigilance nécessaires et je suis certain que vous trouverez auprès des maires tout le concours que leur patriotisme leur fait un devoir de leur prêter. »

Le préfet de Meurthe-et-Moselle, M. Mirman, a envoyé aux maires de son département une note les invitant à supprimer les allocations aux femmes qui s'enivraient et en même temps il leur indiquait les mesures à prendre pour que les enfants n'aient point à souffrir de cette suppression : en voici le texte :

« Parmi les femmes, dont les maris combattent héroïquement sur le front, il en est quelques-unes — en nombre infime, certes — qui, inconscientes de leur noble devoir de « gardiennes du foyer », tiennent une conduite scandaleuse et s'enivrent.

« La nation ne peut, de toute évidence, continuer à payer à ces femmes indignes une allocation dont elles font un tel usage. Déjà plusieurs radiations ont été opérées pour ce motif.

« A la vérité, nous avons été, à diverses reprises, arrêtés, au moment de prendre une telle mesure, par la considération des enfants.

« Le préfet, ne voulant pas frapper les enfants innocents dans leur mère indigne, a décidé de mandater
l'allocation non plus au nom de la mère mais au nom
de l'inspecteur des enfants assistés. Ce dernier touchera donc personnellement l'allocation et, par l'intermédiaire de personnes honorables agréées par le
préfet, en affectera le montant intégral à des « secours en nature » qui assureront, de façon incompa-
rablement plus efficace qu'elle ne l'aura été jusqu'ici,
l'existence des enfants. »

Le mouvement a gagné et je ne résiste pas au
plaisir de projeter ici le tableau que M. le sénateur Fortier a présenté à la Haute Assemblée dans la séance du 8 juillet 1915 :

« Dans la plupart des départements les préfets ne
sont points restés indifférents ou inactifs : eux aussi
prennent des dispositions pour enrayer l'abus des
boissons alcooliques dans la population civile, pendant que, de son côté, l'autorité militaire fait tous
ses efforts pour préserver les soldats contre le péril
de l'alcool que ne cessent de dénoncer et d'attaquer
les journaux de toutes les opinions : le *Temps*, l'*Humanité*, la *Lanterne*, le *Radical*, la *Guerre sociale*, les
Débats, le *Figaro*, la *Bataille Syndicaliste*, l'*Intransi-
geant*, le *Rappel*, la *Dépêche*, l'*Action Française*, etc...
« A son arrivée, dans la Seine-Inférieure, le nouveau préfet, l'honorable M. Morain, a tenu à prendre
une attitude très ferme et très nette, en se déclarant
disposé et résolu à combattre énergiquement l'alcoolisme. Il a constitué une commission consultative

composée de conseillers généraux, de savants et d'hygiénistes dont le rapport très étudié se termina par
une série de vœux qui embrassent la question dans
son ensemble : causes de l'alcoolisme, ses ravages,
mesures propres à le combattre, etc.

« Une autre commission régionale instituée auprès
des préfets des cinq départements normands (Calvados, Eure, Manche, Orne et Seine-Inférieure), s'est
réunie à Rouen ; après une discussion étendue elle a
donné son adhésion aux conclusions du rapport de la
précédente commission qui vise, dans un de ses articles, la limitation sérieuse des débits d'alcool à emporter, au même titre que l'alcool à consommer sur
place.

« Conformément au désir de la commission le préfet a transmis le rapport à M. le ministre de l'Intérieur en lui exprimant la confiance « qu'il voudra
bien, en ce qui le concerne, lui donner, auprès du
Parlement, l'appui, de sa haute autorité », et il ajoute
« que la commission a le sentiment profond que
l'heure de l'action contre l'alcoolisme a sonné, pressante, inéluctable. Elle a confiance. A l'heure où 'le
canon tonne à la frontière, où tant de Français jeunes
et vigoureux font si vaillamment le sacrifice de leur
vie pour repousser l'ennemi, elle compte que les pouvoirs publics et les représentants du pays, n'envisa-
geant que l'intérêt supérieur de la nation, voudront
porter enfin le fer rouge dans la plaie hideuse de
l'alcoolisme et, de leur côté, chasser de France cet
autre ennemi qui l'entraînerait infailliblement à la
ruine et à la mort. »

« Entre autres, les entrepreneurs de déchargement
et les agents des Compagnies de navigation qui fré-

quentent le port de Rouen ont adressé à M. Viviani,
président du Conseil, une pétition que la Chambre
de commerce a tenu à appuyer en s'y associant, pour
démontrer à quel degré le mal était développé. Les
pétitionnaires en appellent eux aussi à la vigilance
des pouvoirs publics qui seuls disposent des moyens
pouvant enrayer les ravages du terrible fléau. Ils re-
latent des faits absolument lamentables et qu'on
aurait peine à croire s'il n'était facile de les vérifier.
« C'est, disent-ils, l'alcool qui fait perdre à l'ouvrier
des quais sa dignité, son temps, son argent et sa
santé ; nul ne saurait s'étonner d'une telle déclaration... ce ne sont pas seulement les cabarets qui sol-
licitent les ouvriers ; on vient leur apporter et leur
vendre la funeste boisson jusque sur le chantier du
travail. »

Tous réclament l'application très stricte et
très sévère de la loi de 1873 sur l'ivresse qui
pouvait être très efficace, si on ne l'avait laissée
tomber en désuétude.

.·.

Dans une circulaire, M. Briand, garde des
sceaux, ministre de la Justice, a invité les représentants du ministère public à contribuer de tout leur pouvoir à la lutte entreprise
par le Gouvernement contre l'alcoolisme, en
assurant la répression de toutes les infrac-

tions à la loi de 1873 sur l'ivresse. En voici un
extrait :

« Pour que ces instructions produisent un plein
effet il importe que, de son côté, l'autorité judiciaire
saisie des procès-verbaux réprime énergiquement
les contraventions qui lui seront déférées.

« Je n'ai pas besoin de rappeler que les sanctions
pénales en vigueur atteignent non seulement des
individus trouvés en état d'ivresse manifeste dans
un lieu public, mais aussi les débitants de boissons
qui donnent à boire à des gens manifestement ivres,
les reçoivent dans leur établissement, servent des
liqueurs alcooliques à des mineurs âgés de moins
de seize ans ou les font boire jusqu'à l'ivresse.

« Modérées pour une première contravention, les
peines s'aggravent au fur et à mesure des récidives
et peuvent aller jusqu'à deux mois d'emprisonnement
et, en outre à l'égard des débitants, à l'interdiction
de livrer des boissons à consommer sur place et
même à la fermeture de l'établissement pendant un
mois. Ces dernières sanctions sont si rarement appliquées qu'elles paraissent tombées en oubli. Il importe que les récidives soient constatées avec le plus
grand soin et que le ministère public tienne la main
à la rigoureuse application de toutes les pénalités
qu'elles comportent. »

Cette circulaire donne satisfaction à l'observation présentée dans la séance du 19 juin 1915
au Sénat par M. Jonnart, ancien gouverneur de
l'Algérie, qui prétendait que cette loi de 1873

était suffisante pour réprimer l'ivresse et assurer la bonne tenue des débits, et la preuve qu'il avait raison, c'est que le même jour, 17 juin, un juge de paix de Rouen a eu à examiner cent trois affaires d'ivresse manifeste, dont quatorze pour infractions au règlement sur les débits ; les condamnations prononcées pour ces affaires ont varié de un à trois jours de prison, sans préjudice des amendes.

*
* *

Poursuivant sa campagne très active contre l'alcoolisme, M. Armand Bernard, préfet de l'Eure, a adressé aux maires cette autre circulaire :

« MONSIEUR LE MAIRE,

« On ne peut s'empêcher d'être frappé de constater le nombre toujours croissant des individus rencontrés en état d'ivresse sur la voie publique, malgré les mesures restrictives déjà prises au sujet de la vente de l'alcool.

« J'ai l'honneur d'insister auprès de vous sur la nécessité impérieuse de faire dresser procès-verbal contre tous ces individus et de rechercher les cabarets, cafés et comptoirs dans lesquels ils se seraient enivrés. Il vous appartiendra de me proposer la fermeture immédiate de ces établissements.

« Je compte sur votre diligence et sur votre patriotisme pour vous conformer scrupuleusement à ces
prescriptions, dont l'observation est intimement lié
à la prospérité économique du pays et aux intérêts
de la défense nationale ».

Le général commandant la 3e région a pris,
en vertu de l'état de siège, un arrêté approuvé
et contresigné par les chefs des armées anglaise
et belge, publié dans les trois langues, pour réglementer les heures d'ouverture et de fermeture des restaurants, cafés et débits, les heures
et le mode de leur fréquentation par les militaires. « Il est interdit dans cette région de
vendre dans les hôtels, restaurants, cafés, auberges, comptoirs, épiceries, pâtisseries, débits,
de l'alcool, sous quelque forme ou dénomination que ce soit, à consommer ou à emporter, à
l'exception du vin, du cidre ou des bières : 1o aux
militaires français, anglais et belges, blessés ou
valides ; 2o aux membres des familles bénéficiaires de l'allocation prévue par la loi du
5 août 1914 ; 3o aux femmes et aux enfants âgés
de moins de 18 ans ».

Un autre arrêté, pris, celui-ci, par M. le Préfet, porte, dans son article 4, que « sont rigoureusement interdits tout colportage et toute

distribution de boissons alcooliques sur les quais des ports maritimes et fluviaux du département ».

*
* *

M. Bienvenu Martin, Ministre du Travail et de la Prévoyance sociale, justement ému lui aussi par les ravages de l'alcoolisme et les dangers qu'il fait courir à la société, avait, par une circulaire en date du 5 mai, recommandé aux villes allouant des secours de chômage d'insérer dans leur règlement une disposition prévoyant le retrait de ces secours aux personnes s'adonnant à la boisson.

N'est-ce pas un Préfet de la région de l'Ouest qui m'écrivait : « Poursuivez votre courageuse campagne. Je bois du lait en lisant vos articles contre l'alcoolisme : c'est un abominable fléau. Oui soutenez-nous et nous prendrons toutes les mesures nécessaires (1) ».

*
* *

A dessein, nous avons réservé en dernière analyse l'examen de l'œuvre géminée de M. le Préfet de police et du Gouverneur militaire de Paris.

---

(1) Lettre de M. Théophile Cornu, préfet des Côtes-du-Nord.

A Paris et dans le ressort du Gouvernement militaire, les décisions concernant la vente de l'alcool ont été édictées, soit avant, soit après la promulgation de la loi du 9 novembre 1915.

Tout d'abord, M. le Préfet de la Seine a pris un arrêté, insérant dans la réglementation du paiement des allocations par la Ville de Paris la disposition suivante :

« La suppression temporaire ou définitive de l'allocation pourra être également prononcée contre les bénéficiaires qui auront été arrêtés pour ivresse manifeste, ou qui sont signalés, comme fréquentant habituellement les débits de boissons, *ou employant en achats d'alcool les sommes qu'ils reçoivent.*

Parallèlement, aux dates des 3 et 31 juillet 1915, le général Galliéni faisait afficher deux arrêtés, concernant la vente de l'alcool aux militaires dans l'enceinte du camp retranché de Paris (arrêté du 3 juillet) et dans toute l'étendue du territoire militaire (arrêté du 31 juillet). Il est intéressant de se reporter aux textes eux-mêmes (1).

---

(1) GOUVERNEMENT MILITAIRE DE PARIS

Arrêté concernant la vente de l'alcool aux militaires dans l'enceinte du camp retranché de Paris.

Le général de division, gouverneur militaire de Paris, considérant qu'à l'heure où l'énergie physique et l'énergie morale des militaires doivent être portées à leur maximum d'intensité,

Le 25 novembre 1915, un nouvel arrêté concernant la vente de l'alcool aux militaires et aux
hommes appartenant à une classe mobilisée et
travaillant pour la Défense nationale dans le

---

il importe que la lutte contre l'alcool qui détruit l'une et l'autre
soit poursuivie sans défaillance.

Vu la loi du 17 août 1849, le décret du 2 août 1914, la loi du
5 avril 1914, la loi du 17 juillet 1880.

ARRÊTE :

ARTICLE PREMIER. — Dans l'intérieur du camp retranché
de Paris, la vente aux militaires de tous grades et l'achat
par ceux-ci de l'alcool et des boissons alcoolisées (bitters,
vermouths, apéritifs, vins de liqueurs, eau-de-vie, liqueurs, fruits à l'eau-de-vie, et tous autres liquides alcoolisés non dénommés) sont interdits tant chez les débitants et tous les autres commerçants que chez les habitants.

ARTICLE 2. — Les contrevenants au présent arrêté,
commerçants ou non commerçants seront traduits devant
les juridictions compétentes (Tribunaux de Police et
Conseils de Guerre).

Les commerçants verront leurs établissements consignés à le troupe.

. En cas de récidive la consigne définitive sera prononcée.

ARTICLE 3. — Le préfet de Police, le Préfet de Seine-
et-Oise, les Commandants de Zones, les Commandants de
Place, et tous Officiers de police judiciaire sont chargés,
chacun en ce qui concerne, de l'exécution du présent arrêté.

Pour ampliation.   *Paris, le 3 juillet 1915.*
LE CHEF D'ÉTAT-MAJOR,   LE GÉNÉRAL GOUVERNEUR
      CLERGERIE   MILITAIRE DE PARIS.
                                           GALLIENI

gouvernement militaire de Paris et dans les
limites du camp retranché modifiait et simpli-
fiait le régime précédent. La vente au détail des
spiritueux était interdite, sauf celle du vin, de
la bière, du cidre, du poiré et de l'hydromel, des
vins de liqueurs, d'imitation ou aromatisés sans
essences pourvu qu'ils ne titrent pas plus de 18°,

**Arrêté étendant à tout le gouvernement militaire
les dispositions de l'Arrêté sur la vente de l'alcool
du 3 juillet 1915.**

Le général de division, gouverneur militaire de Paris,
Vu la loi du 17 août 1849, le décret du 2 août 1914, la loi du
5 avril 1914, la loi du 17 juillet 1880,
Vu l'arrêté du 3 juillet 1915,

ARRÊTE :

ARTICLE PREMIER. — Les dispositions de l'Arrêté du 3 juillet 1915 qui interdit d'une manière absolue la vente de
l'alcool aux militaires de tous grades dans l'enceinte du
camp retranché sont étendues à la totalité du territoire
du gouvernement militaire de Paris.

ARTICLE 2. — Les Préfets de Seine-et-Oise et de Seine-
et-Marne, les Commandants de Zones, les Commandants
de Place et tous Officiers de police judiciaire sont chargés,
chacun en ce qui le concerne, de l'exécution du présent
arrêté.

Pour ampliation   *Paris, le 31 juillet.*
LE CHEF D'ÉTAT-MAJOR,   LE GÉNÉRAL GOUVERNEUR
CLERGERIE   MILITAIRE DE PARIS,
                                              GALLIÉNI

des liqueurs préparées avec des fruits frais'
pourvu qu'elles ne titrent pas plus de 23° (1).

Ces arrêtés allaient soulever des colères. Nous
en verrons dans un instant l'explosion.

Bien que la loi du 9 novembre 1915 ait eu une
réelle influence sur la dernière décision prise
par le gouverneur militaire de Paris, elle n'a

---

(1)   GOUVERNEMENT MILITAIRE DE PARIS

**Arrêté concernant la vente de l'alcool aux militaires
et aux hommes appartenant à une classe mobilisée et travaillant pour la défense nationale dans
le gouvernement militaire de Paris et dans les limites du camp retranché.**

Le général de division, gouverneur de Paris,
Vu la loi du 9 août 1849 sur l'état de siège,
Vu la loi du 5 août 1914 proclamant l'état siège sur toute
l'étendue du territoire,
Vu les articles 97 et 99 de la loi du 5 avril 1884 sur l'organisa-
tion municipale,
Vu la loi du 15 février 1902 relative à la protection de la santé
publique,
Vu la loi du 17 juillet 1880 abrogeant le décret du 29 dé-
cembre 1851, sur les cafés, cabarets et débits de boissons.

ARRÊTE :

ARTICLE PREMIER. — Est interdite, sur tout le territoire
du gouvernement militaire de Paris et du camp retranché,
dans les cafés, cabarets, estaminets et débits de boissons,
la vente au détail des spiritueux aux militaires de tous
les grades, ainsi qu'aux hommes appartenant à l'une des
classes mobilisées ou mobilisables et affectés, en exécution de l'article 6 de la loi du 17 août 1915, aux établisse-

pas été visée dans l'arrêté, l'autorité militaire
s'appuyant sur les lois du 9 août 1849 et 5 août
1914 sur l'état de siège.

La loi nouvelle fut au contraire la base de
l'arrêté pris par M. le Préfet de police à la date
du 24 novembre 1915. Se référant également aux
avis de l'Académie de médecine et du Conseil
supérieur d'hygiène publique de France, le Préfet interdit (sous réserves des mêmes exceptions

---

ments, usines et exploitations travaillant pour la défense
nationale.

Ne sont pas compris dans l'interdiction :

1° Le vin, la bière, le cidre, le poiré, l'hydromel ;

2° Pourvu qu'ils ne titrent pas plus de 18°, les vins de
liqueur et d'imitation, ainsi que les vins aromatisés préparés sans addition, macération ni distillation de substances contenant des essences.

3° Pourvu qu'elles ne titrent pas plus de 23°, les liqueurs
sucrées préparées avec des fruits frais.

ARTICLE 2. — Toute infraction sera poursuivie conformément aux lois en vigueur.

ARTICLE 3. — Les arrêtés des 3 et 31 juillet 1915 sont
et demeurent rapportés.

ARTICLE 4. — Tous officiers de police judiciaire et agents
de la force publique sont chargés, chacun en ce qui le
concerne, de l'exécution du présent arrêté.

Paris, le 25 novembre 1915.
LE GÉNÉRAL DE DIVISION, GOUVERNEUR
MILITAIRE DE PARIS, P. O. LE CHEF D'ÉTAT-MAJOR,
CLERGERIE.

que celles qui figuraient dans l'arrêté du gouverneur militaire) la vente au détail des spiritueux jusqu'à 11 heures dans tous les cafés, cabarets, estaminets et débits de boissons du département et, pendant toute la durée d'ouverture
de ces établissements, l'interdiction de cette
vente aux femmes et aux mineurs au-dessous
de 18 ans (1).

---

(1)   Arrêté.
Règlementant la vente au détail des spiritueux.

Paris, le 24 novembre 1915.

Le Préfet de police.

Vu les avis de l'Académie de médecine et du Conseil
supérieur d'hygiène publique de France ;

Vu l'arrêté des Consuls du 12 messidor an VIII et 3 brumaire an IX ;

Vu la loi du 15 février 1902 relative à la protection de la
santé publique ;

Vu l'article 9 de la loi du 17 juillet 1880 ;

Vu l'article 46 de la loi de finances du 30 juillet 1913 ;

Vu la loi du 9 novembre 1915 ;

ARRÊTE :

Article premier. — La vente au détail des spiritueux est
interdite le matin, jusqu'à onze heures, dans tous les cafés, cabarets, estaminets et débits de boissons du département.

Cette interdiction sera applicable pendant toute la du-

Quelques jours plus tard, le 7 décembre, la Préfecture de Police faisait paraître, d'accord avec le Gouvernement militaire, une instruction détaillée concernant la liste des boissons qui pouvaient être servies aux civils et aux militaires, à telles heures déterminées et dans des conditions précisées. La presse quotidienne la portait immédiatement à la connaissance du public avec ce titre « *Une excellente mesure.* » (1)

---

rée d'ouverture de ces établissements, en ce qui concerne les femmes et les mineurs au-dessous de 18 ans.

Ne sont pas compris dans l'interdiction :

1º Le vin, le cidre, la bière, le poiré, l'hydromel ;

2º *Pourvu qu'ils ne titrent pas plus de 18º* les vins de liqueur et d'imitation, ainsi que les vins aromatisés préparés sans addition, macération ni distillation de substances contenant des essences.

3º *Pourvu qu'elles ne titrent pas plus de 23º* les liqueurs sucrées préparées avec des fruits frais.

Art. 2 et 3.....

Le Préfet de Police,
E. LAURENT.

(1 LA VENTE AU DÉTAIL DES SPIRITUEUX

Une excellente mesure.

Si les débitants sont souvent embarrassés pour se conformer aux nouveaux arrêtés du Gouverneur militaire de Paris et du Préfet de police, concernant la vente au détail des spiritueux, les militaires et les civils ne le sont pas moins.

Quelques jours après nous pouvions lire dans les journaux l'entre-filet suivant que nous empruntons au *Temps* du 31 décembre :

« Nous avons reproduit un arrêté du préfet de

Aussi pour que chacun sache exactement à quoi s'en tenir vient-on de publier la liste suivante qui, à titre de renseignement, servira d'annexe aux arrêtés :

TITRE I

Boissons qui peuvent être servies : 1° A toute heure à tous les consommateurs civils ; 2° Aux militaires, aux heures d'accès dans les débits :

a) *Vin* ; vin mousseux ; champagne ; vouvray ; vin mousseux fantaisie. — *Bière*. — *Cidre* ; cidre mousseux. — *Poiré* ; poiré mousseux. — *Hydromel*.

*b) *Vins de liqueurs* ne titrant pas plus de 18° tels que : banyuls ; frontignan ; muscat ; grenache ; madère ; malaga ; moscatel ; alicante ; marsala ; malvoisie ; xérès ; porto.

c) *Vins aromatisés* ne titrant pas plus de 18°, lorsqu'ils ne renferment pas d'essences, tels que : quinquinas divers (byrrh, dubonnet, saint-raphaël, etc.) ; vermouths ; vins à la kola (mariani, etc.).

d) *Liqueurs sucrées à base de fruits frais, ne titrant pas plus de* 23°, telles que : cassis ; bigarreau ; guignolet ; ratafia ; fraise ; fraisette ; framboise.

e) Tous les sirops et limonades tels que : groseille ; grenadine ; soda.

TITRE II

Boissons qui ne peuvent être servies qu'après onze heures du matin et seulement aux hommes adultes (*sont toujours interdites aux militaires*) :

f) *Eaux-de-vie* telles que : eau-de-vie ; marc ; cognac ;

police, en date du 24 novembre 1915, interdisant la vente au détail de spiritueux jusqu'à onze heures du matin, dans tous les cafés, ca-

---

armagnac ; calvados ; fine ; eau-de-vie de prunes ; eau-de-vie de quetsch ; eau-de-vie de mirabelles ; rhum ; tafia ; kirsch ; genièvre ; gin ; whisky.

g) *Liqueurs non sucrées* telles que : amer ; bitter ; secrestat ; angustura ; gentiane ; goudron ; spiritueux suisse ; elixir ; arquebuse.

h) *Liqueurs sucrées* telles que : anisette ; menthe ; pippermint ; kummel ; marasquin ; curaçao ; triple-sec ; cherry-brandy ; brou de noix ; crème de cacao ; crème de vanille ; crème de moka ; crème de noyau ; eau-de-vie de Dantzig ; prunelle ; génépi ; punch ; américain ; liqueur hygiénique ; raspail ; cordial médoc ; combier ; crème d'armagnac ; cointreau ; vieille cure ; bénédictine ; florestine ; tarragone ; chartreuse et toutes liqueurs monastiques ; fruits à l'eau-de-vie.

Heures d'accès des militaires dans les débits.

Les militaires (officiers et hommes de troupes) n'ont accès dans les débits et restaurants de Paris qu'aux heures et dans les conditions suivantes :

En semaine : de l'ouverture à 9 heures, dans tous les débits et restaurants (pour petit déjeuner et boissons hygiéniques), mais pas aux terrasses.

De 11 heures à 14 heures, dans les *restaurants seulement* (pour déjeuner mais non pour prendre une consommation) et pas aux terrasses.

De 17 à 20 h. 30 dans tous les débits et restaurants y compris les terrasses.

De 20 h. 30 à la fermeture, pour les officiers seulement.

barets, estaminets et débits du département. Cette interdiction était également applicable, pour toute la journée, aux femmes et aux mineurs au-dessous de dix-huit ans.

La Chambre syndicale des marchands de vins et liquoristes de Paris a tout d'abord protesté, dans une lettre adressée a M. Viviani, Ministre de la Justice, contre cette décision, en alléguant que l'arrêté préfectoral constitue une dépossession illégale et arbitraire du droit de vente des marchands de vins. Elle a notamment fait observer au garde des sceaux que, si la décision de M. Laurent interdit aux débitants de servir leurs clients jusqu'à une certaine heure, « elle n'atteint pas les magasins dans lesquels on peut acheter sans aucune restriction pour consommer en famille ». N'ayant reçu aucune réponse, la Chambre syndicale des marchands de vins a décidé, d'accord avec la Chambre syndicale des hôteliers parisiens, de se pourvoir en

----

LES DIMANCHES ET JOURS FÉRIÉS : de l'ouverture à 9 heures, dans les mêmes conditions que la semaine.

De 10 heures à 20 h. 30 dans tous les débits et restaurants, y compris les terrasses.

De 20 h. 30 à la fermeture, pour les officiers seulement.

Les débitants et les gardiens de la paix, chargés de faire respecter les arrêtés, vont être mis en possession de cette liste.

Conseil d'Etat contre l'arrêté du 24 novembre 1915. »

Et comme la plupart d'entre eux n'avaient point désigné l'initiateur du mouvement, que d'autres avaient indiqué que le promoteur des poursuites avait nom Girardin, l'excellent M. Grizard a revendiqué publiquement la paternité de cette campagne entreprise contre les décisions des pouvoirs publics qui s'efforcent d'enrayer le mal alcoolique.

M. Grizard est un homme puissant... très puissant. Nous sommes obligés de le constater et de regretter.

*
* *

Séance mémorable de la Chambre des Députés du 1ᵉʳ février 1916 et discours du général Galliéni, Ministre de la Guerre.

Le général Galliéni, qui pendant son passage au Gouvernement militaire avait fait œuvre utile, devait la continuer au Ministère de la Guerre. Nous allons le suivre à la tribune de la Chambre dans cette séance mémorable du 1ᵉʳ février 1916.

L'ordre du jour appelait la discussion des interpellations : 1° de M. Bouissou (Bouches-du-Rhône), sur les raisons qui ont motivé l'inter-

diction aux militaires de fréquenter les cafés et
débits de boissons de huit heures du matin à
cinq heures du soir et provoqué la mesure prise
à ce sujet contre deux généraux ; 2° de M. François Fournier sur l'application de la consigne
mise en vigueur dans la 15ᵉ région militaire, à
partir du 1ᵉʳ janvier 1916, interdisant aux militaires l'accès de huit heures du matin à 17 heures,
de tous les cafés, bars, débits de boissons, restaurants, casse-croûtes et autres établissements
similaires ; 3° de M. Cadenat sur l'interdiction
faite aux militaires permissionnaires, de passage à Marseille, d'entrer dans un débit de boissons avant 5 heures du soir.

Il s'agissait de l'application de l'arrêté pris à
Marseille le 7 janvier 1916 par le général Servières (1), et de la consigne étendue à la 15ᵉ région (2).

---

(1) Arrêté du Général commandant la 15ᵉ région.

« ART. 1ᵉʳ. — Dans toute l'étendue du département des
Bouches-du-Rhône, il est interdit aux cafés, bars, débits
de boissons et autres établissements similaires de recevoir des militaires de tous grades, en garnison ou de passage, présents à leur unité, convalescents, permissionnaires, en dehors des heures suivantes :

« 1° Du réveil à 8 heures ;

« 2° De cinq heures à 8 heures trente.

« Le dimanche, la consigne est levée à partir de dix
heures. Certains jours fériés pourront, par notification

Je recommande à nos amis qui ont juré de poursuivre sans relâche la lutte contre l'alcoolisme la lecture du *Journal Officiel.*

---

d'un ordre du commandant de la subdivision ou du commandant d'armes, être assimilés au dimanche.

« ART. 2. — L'accès des mêmes établissements est absolument interdit aux blessés malades des formations sanitaires, à toute heure de la journée, y compris les heures indiquées ci-dessus.

« ART. 3. — Est interdite dans tous l'étendue du même département, dans les restaurants et établissements similaires, les cafés, cabarets, bars, débits de boissons et autres établissements similaires, la vente au détail des spiritueux aux militaires de tous grades, ainsi qu'aux hommes appartenant à l'une des classes mobilisées ou mobilisables et affectés en exécution de l'article 6 de la loi du 17 août 1915 aux établissements, usines et exploitations travaillant pour la défense nationale.

« Ne sont pas compris dans l'interdiction :

« 1º Le vin, la bière, le cidre, le poiré, l'hydromel ;

« 2º Pourvu qu'ils ne titrent pas plus de 18º, les vins de liqueurs et d'imitation, ainsi que les vins aromatisés préparés sans addition, macération ni distillation de substances contenant des essences ;

« 3º Pourvu qu'elles ne titrent pas plus de 23º, les liqueurs sucrées préparées avec des fruits frais.

« ART. 4. — Toute infraction sera poursuivie conformément aux lois en vigueur.

« ART. 5. — Les arrêtés antérieurs relatifs au même objet émanant des diverses autorités militaires de la 15e région sont abrogés.

« ART. 6. — Tous officiers de police judiciaire et agents

Ils noteront les noms des accusateurs et certaines interruptions qui classent leurs auteurs.

Ils y liront le discours de M. François Fournier, cet homme protée, dont les interventions sucessives et contradictoires dans les débats où s'agitent les questions relatives à l'ivresse publique, à l'alcoolisme et aux débits de boissons,

---

de la force publique sont chargés, chacun en ce qui le concerne, de l'exécution du présent arrêté qui sera publié, affiché aux lieux ordinaires sur la voie publique, les formations sanitaires, ainsi que cafés, bars, débits de boissons et autres établissements similaires et inséré au recueil des actes administratifs à la préfecture.

« Au quartier général, à Marseille, le 7 janvier 1916.

« SERVIÈRES. »

(2) Consigne applicable dès le 1ᵉʳ janvier dans la 15ᵉ région.

« ART. 1ᵉʳ. — Dans toute l'étendue de la 15ᵉ région, est interdit aux militaires de tous grades, en garnison ou de passage, présents à leur unité, convalescents ou permissionnaires, l'accès de tous les cafés, bars, débits de boissons, restaurants, casse-croûtes et autres établissements similaires en dehors des heures suivantes :

« Du réveil à huit heures ; de dix-sept heures à vingt heures trente.

« ART. 2. — Le dimanche et jours de fêtes légales, la consigne est levée à partir de dix heures. Certains autres jours désignés par le général commandant la région pourront être assimilés aux dimanches.

« ART. 3. — L'accès des mêmes établissements est absolument interdit aux blessés et malades des formations

encouragent et découragent à la fois ennemis et
protecteurs de la vente des boissons alcooliques.

Mais voici les explications du chef de l'armée
(j'en distrais à dessein toutes les interruptions!!):

M. LE GÉNÉRAL GALLIÉNI, Ministre de la Guerre. —
Messieurs, j'étais avisé, il y a quelques semaines,
que la tenue des troupes à Marseille laissait beaucoup
à désirer. Non seulement les soldats de passage, mais
aussi les soldats de la garnison encombraient les
débits de vins et, conséquence inévitable, les cas
d'ivresse et les actes d'indiscipline se multipliaient (*Interruptions sur divers blancs*).

Ces renseignements me parvenaient à la fois de
personnes appartenant à l'armée, et aussi d'autres

---

sanitaires à toute heure de la journée, y compris les heures
indiquées ci-dessus.

« ART. 4. — Les militaires dont l'alimentation n'est pas
assuré par un ordinaire, un mess ou une table collective,
sont autorisés à avoir accès à l'intérieur des restaurants,
de onze heures à treize heures trente.

« ART. 5. — Les commandants d'armes de toutes les
places, les commandants de cantonnements, les chefs des
formations sanitaires dans les places ne comportant pas
d'autre garnison, sont chargés et responsables de l'exécution du présent ordre.

« ART. 6. — Ces dispositions entreront en vigueur à
partir du 1er janvier 1916.

« La présente consigne remplace et annule toutes les
dispositions précédentes sur le même objet. »

qui, cruellement frappées dans leurs affections au cours de cette guerre, étaient peu disposées à admettre qu'un semblable laisser-aller chez nos soldats ne soit pas réprimé par leurs chefs.

Comme vous le savez, le 15e corps, auquel je suis heureux de rendre ici un hommage public (*Applaudissements*) et que le général commandant en chef m'a signalé encore il y a peu de jours, pour la part brillante qu'il a prise à de récentes actions sur le front (*Applaudissements*), comme vous le savez, dis-je, le 15e corps a subi des pertes sérieuses depuis le début des hostilités.

Beaucoup de personnes dont les parents sont tombés ne pouvaient comprendre cette affluence de nos soldats dans les débits de boissons, ne pouvaient comprendre davantage qu'on vît à Marseille ces lieux publics brillamment illuminés, alors que leur pensée allait à ceux qui sont tombés, loin de leur belle cité et là où la patrie leur avait demandé d'aller.

Il y a là certainement un sentiment profondément respectable qui est aujourd'hui celui de nombreux Français et de nombreuses Françaises et devant lequel nous devons nous incliner respectueusement. (*Très bien! Très bien!*)

Informé de cette situation, je prescrivis immédiatement au général d'Amade de se rendre à Marseille, afin de faire cesser ces désordres déplorables en temps de paix et inadmissibles en temps de guerre.

Le général d'Amade reconnut que les faits signalés étaient exacts. Il prit aussitôt deux sortes de mesures. Par la première, il interdit la consommation des alcools, exception faite des vins, bières, cidres et vins de liqueurs titrant moins de 23 degrés. Par la seconde, il précisa et limita les heures auxquelles les militaires pouvaient fréquenter les débits de boissons, restaurants et cafés.

Les mesures prises par le général d'Amade eurent leur effet immédiat.

Il faut cependant reconnaître qu'il n'avait pas tenu compte de ce fait que passent à Marseille de nombreux militaires lors de leur embarquement ou de leur débarquement.

Aussitôt, des instructions complémentaires furent envoyées par moi au Général commandant la 15e région et au Préfet des Bouches-du-Rhône.

En résumé, à l'heure actuelle, voici la situation :

Du réveil à 8 heures, les cafés et restaurants ; de 11 heures à 14 heures, les restaurants ; de 17 heures à 20 h. 30, les cafés et restaurants ; toute la journée, les buvettes intérieures des gares.

J'ai entendu dire que le principal inconvénient de ces mesures est qu'il n'y a pas égalité de traitement entre les différentes villes. Je tiens à dire que je viens d'uniformiser les mesures prises par une instruction du 27 janvier dernier.

... Nous allons donc uniformiser ; j'ai donné des ordres à ce sujet...

Nous devons constater également que les mesures prises à Paris ont donné les meilleurs résultats...

Depuis le jour où ces mesures ont été prises, les commissaires des gares ont rendu compte que les cas d ivresse avaient considérablement diminué chez les soldats permissionnaires (*Interruptions sur les bancs du parti socialiste*).

Les chefs de corps du camp retranché de Paris ont, de leur côté, constaté que le nombre des condamnations prononcées pour ivresse par les conseils de guerre avait notablement diminué ; ils ont constaté également que les envois d'argent des familles aux militaires avaient aussi diminué et, inversement, que les envois d'argent des militaires à leurs familles étaient en forte augmentation.

Je vais vous parler franchement ; j'ai été effrayé par l'ordre du jour des débitants de boissons de Marseille (*Mouvements divers*).

D'ailleurs, en me plaçant au point de vue qui préoccupe l'honorable M. Puech, je vais donner des instructions pour que dans toutes les places, toutes les villes, on recherche, avec les sociétés qui s'en occupent, à créer de nouveaux « foyers du soldat » (*Très bien ! très bien ! — Mouvements divers*).

M. LE MINISTRE DE LA GUERRE. — J'éprouve quelques scrupules à vous lire les principaux passages de l'ordre du jour des débitants de Marseille (*Interruptions sur les bancs du parti socialiste*). Ce document a paru en partie dans la presse ; il contient un programme contre lequel je ne saurais m'élever trop énergiquement. Le voici :

« Les débitants, réunis en assemblée statutaire, le 14 janvier 1916, à la brasserie du Chapitre.

« Adressent le témoignage de leur admiration aux troupes qui, par leur endurance et leur courage indomptable, démontrent que la vitalité de la race française n'est pas amoindrie et prouvent irréfutablement que les prétendus ravages de l'alcoolisme n'ont jamais constitué un péril national » (*Exclamations*).

« Ils dénoncent, en la qualifiant de criminelle et d'antipatriotique, la campagne organisée par les mé-

dicastres, tempérants et autres scientistes, pour dé-
considérer certains produits de notre sol et de notre
industrie et particulièrement les spiritueux.

« Ils signalent comme traîtres à l'union sacrée et
dénoncent à la vindicte populaire ceux qui font profession d'insulter la nation française en la qualifiant
de dégénérée malgré l'héroïsme dont l'armée et la
population font preuve depuis dix-huit mois d'une
guerre sans précédent dans l'histoire du monde.

« L'Assemblée, après avoir entendu le rapport du
Secrétaire général et du Trésorier sur la gestion morale et financière de la Chambre syndicale pendant
l'exercice 1915 :

« Approuve pleinement l'attitude de défensive
énergique adoptée par le Bureau et le Conseil d'administration et sanctionne leur gestion morale et
financière par un vote de confiance et le renouvelle-
ment de leur mandat.

« Elle proteste contre les mesures adoptées pour
la ville de Marseille et le territoire de la 15° région en
ce qui concerne l'accès des militaires dans les débits,
cafés, restaurants et autres établissements similaires,
alors qu'aucun incident, de quelque nature qu'il soit,
n'a démontré la nécessité d'imposer à notre ville ou
à la région, une réglementation plus sévère que celles
établies dans les autres villes ou régions en dehors
de la zone des opérations de guerre.

« Elle regrette que les heures fixées dans la réglementation par les généraux Servière et Bernard aient
été brutalement modifiées par un officier général
nanti d'un mandat supérieur, et qui, pour des causes
diverses, non ignorées de la population, n'a laissé de
regrets dans aucun des commandements qu'il a suc-

cessivement exercés depuis le début de la guerre... »
(*Exclamations*).

— Attendez, Messieurs.

— ... « Elle confirme sa résolution de persévérer dans ses efforts pour faire abroger la loi interdisant l'absinthe et les similaires. »

« L'Assemblée demande qu'on intervienne d'extrême urgence pour que soit rapportée immédiatement la mesure qui frappe les Généraux commandant la région et la place, leur crime étant d'avoir tenté de concilier les nécessités de la discipline et les droits imprescriptibles des citoyens en appliquant à Marseille le même traitement qu'aux villes de Paris et de Lyon.

« Elle décide de ne tenir aucun compte de l'arrêté dont les dispositions émanent du général d'Amade et d'organiser un referendum pour une période déterminée de la fermeture de tous les cafés, débits, buvettes, restaurants et autres établissements où se débitent des boissons à consommer sur place.

« *Le Président* : MARIUS GIRAUD,
« *Conseiller municipal.* »

M. LE MINISTRE DE LA GUERRE. — Comme vous le verrez bientôt, j'ai laissé toute liberté au Général commandant la 15e région, d'accord avec le Préfet de Bouches-du-Rhône, pour prendre sur place toutes les dispositions que dictent les conditions locales ; seulement, j'avais le devoir de protester contre cet ordre du jour.

Malgré les attaques, les exclamations, les interruptions multiples qui ont hâché son substan-

tiel exposé, malgré l'appui du Président de la
Chambre qui se rend compte de l'impuissance
de l'orateur à vaincre les obstructions systéma-
tiques, le général Galliéni ajoute :

En ce qui concerne les permissionnaires, retenant
vos paroles, je vous promets d'examiner la question
dans le désir de vous donner satisfaction. *(Très bien !
très bien !)* Seulement, là où je ne suis pas d'accord
avec vous — je vous le dis très franchement — c'est
quand j'estime qu'il y a actuellement un véritable péril alcoolique en France.

Et répondant du tac au tac à l'interruption
d'un député qui lui demandait pourquoi distri-
bue-t-on de l'alcool sur le front :

M. LE MINISTRE DE LA GUERRE. — Je tiens à vous
lire à ce sujet une note que j'ai reçue hier du Général
commandant en chef :

« *30 janvier.*

« Le Général en chef estime qu'il convient de limiter dans la zone des armées le nombre croissant des
débits de boissons. Cette mesure est nécessaire pour
le maintien de la discipline dans les troupes et pour
remédier à la situation très inquiétante où se trouve
l'agriculture abandonnée par les populations rurales
qui se livrent à la vente des vins et des alcools. Le
Préfet de la Marne demande au Général en chef d'approuver un arrêté qui a ponr but de soumettre à une
autorisation administrative l'ouverture des débits de

boissons. L'application de l'arrêté du Préfet de la Marne pouvant avoir des répercussions d'ordre général, le général Joffre demande l'avis du Gouvernement. »

Voilà la situation sur le front (*Très bien ! très bien !*)

En résumé ce qui m'a frappé dans cet ordre du jour des débitants de Marseille c'est qu'ils se déclarent les partisans résolus de ce poison qu'est l'absinthe. (*Interruptions et bruit sur les bancs du parti socialiste*).

M. LE MINISTRE DE LA GUERRE. —Je vous ai assez montré ma bonne volonté. JE NE SUIS PAS UN HOMME QUI A PRATIQUÉ LA TRIBUNE, VOUS ME FORCEZ A FAIRE UN MÉTIER QUI N'EST PAS LE MIEN. (*Vifs applaudissements*).

Lorsque je lis des déclarations comme celle des débitants de Marseille, je suis bien forcé de vous dire que je suis, comme Ministre de la Guerre, le gardien de la santé de nos soldats... aussi bien de la santé de nos territoriaux que de celle des jeunes gens de la classe 17 pour laquelle la Chambre et le Sénat ont été unanimes à demander les mesures les plus énergiques de préservation et d'hygiène.

Je tiens à parler bien franchement, et à donner nettement mon opinion.

J'estime que les mercantis au front et les débitants de boissons, dans un grand nombre de localités de l'intérieur, sont les moins intéressants parmi les profiteurs de la guerre. (*Vifs applaudissements.*)

Pour ma part, je ferai toujours tout ce que je pourrai pour mettre des entraves à leur action pernicieuse. Tant pis si leurs bénéfices de guerre ne sont pas ce qu'ils attendent. Ce sera au grand avantage de nos soldats et de notre race : au grand avantage de notre armée et de notre pays.

Voilà, je pense, des paroles qui doivent faire réfléchir le pays.

Celui qui les a prononcées a l'estime de tous. Il a la confiance de la Nation. Il sait ce que la Patrie doit à ses fils qui opposent à l'ennemi le rempart de leurs poitrines. Cela ne l'empêche pas de proclamer *qu'il y a* ACTUELLEMENT *un véritable péril alcoolique en France.*

En dénonçant à nouveau le péril alcoolique en France, le chef de l'Armée, comme mon ami regretté, M. le professeur Gilbert Ballet, membre de l'Académie de médecine, est, à n'en pas douter un *destructeur d'harmonie.*

Qui sait ? le *franc lutteur de la lignée des francs bvveurs* l'accusera peut-être aussi du *crime de lèse-patrie ?* (1)

* *

L'ŒUVRE DE NOS GÉNÉRAUX

Avant de clore ce paragraphe, rendons justice à nos Généraux gouverneurs ou commandants d'armée, et tout d'abord au généralissime qui

______

(1) Voir la brochure « *Un Apôtre* » M. le professeur GILBERT-BALLET. — CHARLES MATHIOT.

a toujours ratifié les décisions prises par les différents chefs, ses subordonnés.

Le premier qui a donné le branle est le général Galopin, gouverneur de Nice, devenu depuis Commandant de la Place de Paris. Il proscrit la vente de l'alcool et des spiritueux.

C'est ensuite le général d'Ormesson, Commandant la Place d'Angers, qui publie la proclamation suivante.

« Le gouvernement militaire de Paris vient de supprimer impitoyablement tous les débits de boissons du camp retranché qui avaient osé, malgré les défenses réitérées, vendre encore de l'absinthe ou des produits similaires.

Le Général commandant l'état de siège à Angers saisit cette occasion pour prévenir les intéressés éventuels que, dans ses deux subdivisions de région, il fermera pour toute la durée de la guerre n'importe quelle officine de dégustation plus ou moins clandestine qui lui serait signalée par qui de droit, comme se rendant coupable d'un pareil délit de lèse patrie, alors que, par le temps qui court, chacun a absolument besoin de la plénitude de ses forces physiques et de son énergie morale.

Que les faiblards qui ne se sentiront pas assez de cœur au ventre pour résister aux attraits déprimants de ce poison, capable d'avilir une race, attendent le temps de paix pour s'abrutir sous son action fatale et ressembler « aux Boches ».

Le 8 avril 1915, le Général commandant de
l'armée des Vosges interdit, sur le territoire oc-
cupé par ses troupes, la circulation, l'achat et
la vente de l'alcool et des boissons alcoolisées.
Des sanctions graves, allant jusqu'à la traduc-
tion en conseil de guerre, menaçaient les contrevenants.

Des arrêtés analogues furent pris par les gé-
raux Roques et Humbert :

« Le stationnement prolongé a amené une recrudescence de la consommation de l'alcool et des boissons alcoolisées dans les localités occupées par les
troupes. Le résultat pourrait en être pernicieux, tant
au point de vue de la discipline que de la santé des
hommes. L'autorité militaire, suivant en cela la voie
tracée par le Parlement, et se fondant sur les pouvoirs qui lui appartiennent dans l'état de siège, se
voit dans l'obligation de mettre un terme à cet état
de choses.

« Elle fait appel au patriotisme des habitants pour
l'aider à combattre l'alcoolisme sous toutes ses
formes. Chacun doit comprendre que tout ce qui est
susceptible de diminuer la force matérielle et morale
de notre armée deviendrait, en présence de l'ennemi,
un véritable crime contre la défense national ».

*La consommation de l'alcool dans la zone des ar-
mées* est *un véritable crime contre la défense nationale* : voilà une phrase de la proclamation que
devraient méditer les représentants de la démo-

cratie. « Ils ont moins fait pour vaincre l'alcoolisme que le tzarisme que nous avons si souvent critiqué » : telles sont les paroles prononcées en pleine Sorbonne, le 7 mai 1916 par le
Ministre de l'Etat Belge, M. Vandervelde (1).

---

(1) « LA RUSSIE SAUVÉE DE L'ALCOOL : *tel est le livre d'un excellent article de M. René Bazin paru dans l'*ECHO DE PARIS et
reproduit dans le journal de propagande l'ETOILE BLEUE DE LA
GUERRE (mai 1916).

M. RENÉ BAZIN *y parle de la lettre qu'il reçut d'une jeune
femme, habitant en Russie, dans un domaine qui occupe beaucoup de paysans et d'ouvriers. Nous citons une partie de la lettre :*

« Fidèle abonnée de l'*Echo de Paris*, je le reçois quand la
Providence le permet, et c'est ainsi que j'ai lu ce que vous
dites des Russes. *La grande réforme de l'Empereur, qui a
interdit, d'un trait de plume, l'alcool, les a complètement mé-
tamorphosés.* Je veux dire en deux mots qu'ils font mon
admiration : ils ont le courage, la patience à toute épreuve,
la foi invincible dans la victoire finale de leur grand
pays ; le doute ne les effleure pas, même aux plus mauvais jours. C'est un réservoir de forces inépuisables. Le
paysan russe n'est pas gâté par le confort : un peu plus,
un peu moins de misère ne lui enlève rien de sa sérénité.
Il va à la bataille, le psaume de David imprimé dans son
cœur (*Qui habitat in adjutorio Altissimi, in protectione Dei
cœli commorabitur :* Celui qui se confie dans l'aide du Très-
Haut, demeurera sous la protection du Dieu du ciel). C'est
le vrai simple que Jésus aimait ; les livres et journaux,
avec toutes les erreurs de l'esprit humain, n'ont pas faussé
sa mentalité. Il ne murmure pas contre l'âpre devoir ; les
favorisés de la fortune n'excitent pas même son envie. Il
va à la mort en chantant, si les chefs eux-mêmes savent
se montrer des héros. L'ennemi blessé ou malade n'est

Le Gouverneur de Rouen, l'ancien Ministre
de la Guerre, général Goiran, interdisait le 4 mai
1915 dans sa région (qui comprend les départements les plus minés par l'alcoolisme : Seine-

---

plus qu'un frère pour lui. — Les paysannes font tous les
travaux des champs, et avec combien de difficultés ! Joi-
gnez à cela cinq ou six enfants, ce qui n'est qu'une petite
famille. Ces gens se nourrissent d'une façon très sobre: ils
sont cependant robustes et gais, leur physionomie n'in-
dique pas l'inquiétude, comme celle de beaucoup de cita-
dins riches. — Avec ce bavardage, pas du tout littéraire,
je vous envoie la lettre d'un ouvrier soldat, adressée à la
très bonne hôtesse qui me donne en ce moment l'hospita-
lité, et qui veut bien me la remettre pour que vous en
fassiez ce que vous semblera bon. Elle mérite d'être tra-
duite... »

René Bazin en a jugé comme sa correspondante, et il a ajouté
à sa lettre, le billet du soldat :

« *Année 1916, jour, 30 janvier.* Avec respect, ma chère
et très estimée dame Vera Alexandrovna, cette lettre de
votre ouvrier, soldat à l'arrière, soldat dans les tranchées,
soldat dans l'attaque, soldat dans le tourbillon des beaux
jours de lutte, soldat dans le corps à corps cruel, soldat
dans la fusillade et la canonnade. Lorsque je suis sur le
point de partir au combat, toujours je me souviens de ma
chère dame, comme si je travaillais dans votre fabrique,
et la vision passe devant mes yeux. Pour le moment, je
suis vivant et intact, et je vous souhaite de tout cœur la
même chose. Je m'ennuie parfois, lorsque je ne me bats
pas : mais lorsque je suis mêlé au combat, j'oublie tout.
Ne croyez pas que l'Allemand soit si fort. Comme le Turc,
il craint la baïonnette : nous en prenons des centaines vi-

Inférieure, Calvados, Orne, Eure, Manche) dans tous hôtels, restaurants, cafés, auberges, épiceries ou débits,... etc... la vente de l'alcool, sous quelque forme ou dénomination que ce soit, à consommer ou à emporter, à l'exception du vin, du cidre ou des bières : 1° à tout militaire français, anglais ou belge, officier ou sol-

---

vants. Nos supérieurs sont bons ; nous les aimons bien ; on ne remarque pas si on a affaire à un officier ou à un soldat ; nous battons l'ennemi ensemble. Chère dame, nous sommes en Autriche. J'ai besoin de linge et de cigarettes ; ne me refusez pas votre bienveillance : envoyez-m'en. »

Sauvés de l'alcool ! Délivrés de leur vieille passion délirante et mortelle ! Le tsar, qui a le pouvoir de faire le bien sans demander l'avis de tout le monde, a rendu à son peuple un fier service, que maintes nations refusent de se rendre à elles-mêmes. Et c'est un autre trait de caractère qu'il faut noter : le peuple russe a compris le bienfait. Un paysan l'a célébré, dans une lettre publiée, l'an dernier, par le *Novoié Vrémia*. Il assurait qu'à l'armée, parmi ses compagnons, 99 % voyaient avec reconnaissance toutes les améliorations personnelles et tous les progrès sociaux qui sortiraient de là. Il disait ce couplet, pareil à ceux qu'improvisent les poètes populaires : « Seigneur, écoute la prière du paysan de Kostroma, et ne permets pas au serpent vert de nous terrasser encore une fois ! Au lieu de débats sur la question de savoir s'il faut ou non ouvrir à nouveau les commerces de spiritueux, il serait plus convenable de discuter l'emplacement où l'on élèverait un temple superbe, pour remercier le Seigneur d'avoir rendu la Russie abstinente, et un autre temple

dat, valide ou blessé ; 2° aux membres des familles des mobilisés bénéficiant de l'allocation de l'Etat ; 3° aux femmes et aux jeunes gens de moins de 18 ans.

Le général Goiran ajoutait que toute infraction entraînerait la fermeture temporaire ou permanente de la maison où elle serait constatée, et il a tenu parole, puisque pendant le seul mois de mai, sur 1800 débits de boissons qui fonctionnent à Rouen, 200 furent fermés par ordre de l'autorité militaire.

Même décision a été prise par le Commandant de la 5e armée, le général Franchet d'Esperey, qui menaça les marchands de vins de la fermeture de leurs établissements.

---

pour remercier le tsar qui a reçu du Seigneur ce bienfait, et nous l'a transmis. »

Ainsi que René Bazin, nous n'accueillons pas sans quelque scepticisme le pourcentage du paysan de Kostroma. Mais toutes les bravoures se tiennent, et les petites, les quotidiennes, qui sont si difficiles, se rencontrent sûrement chez les peuples qui savent se montrer héroïques dans le combat. Si chez nous, après la guerre, une législation efficace limitait le nombre des débits, et prohibait ou rendait tout exceptionnelle la vente de l'alcool, le nombre serait bien plus grand qu'on ne pense de ceux qui applaudiraient, ou qui, très vite, se résigneraient et changeraient d'habitudes. Que d'ouvriers se sentiraient libérés ! Quelle élite nouvelle prendrait conscience d'elle-même, et bientôt se réjouirait ! Ceux qui en douteraient ne connaissent pas le peuple de France et ne l'estiment pas vraiment.

(*Etoile Bleue*).

Rendons hommage au généralissime, qui,
dans un arrêté précis et net (juin 1915) couronna
les efforts des chefs, en interdisant absolument
la vente de l'alcool et des spiritueux, aux militaires de tous grades placés dans la zone des
armées « l'absinthe, le bitter, le vermouth,
toutes sortes d'apéritifs, vins de liqueurs, fruits
à l'eau-de-vie et tous autres liquides alcoolisés
non dénommés ». Les contrevenants, consommateurs ou débitants, seront traduits devant
les tribunaux de police et les conseils de guerre,
et la fermeture définitive de leurs établissements
pourra être définitive. Les contrevenants civils,
commerçants ou non commerçants, seront en
outre évacués de la zone des armées.

D'autres généraux, commandants de régions,
notamment le commandant de la 20e région
(Troyes), ont interdit dans les cafés, estaminets,
cabarets et débits de leur ressort la vente de
l'alcool et des spiritueux.

Des ordres sévères ont été donnés, non seulement pour que toute personne se rendant dans
la zone des armées ne puisse y introduire de
l'alcool, mais pour qu'un contrôle incessant et
sévère (cela devenait indispensable !) s'exerçât
sur les automobiles militaires faisant le va-et-
vient entre le front et la zone de l'intérieur.

Le Gouvernement a le droit de savoir ce que

sont devenus ces stocks accumulés dans des bourgs voisins des zones de notre long front de guerre. Il faut déjouer la fraude qui est patente.

Nous sommes, nous qui menons campagne contre l'ennemi du dedans, dans l'admiration de ce qui a été fait par les Généraux russes, un exemple :

On lit dans les *Souvenirs d'une infirmière russe*, sous la signature de Mme Maria Spera Meteleff, qui gagna par sa vaillance la Croix de Saint-Georges (*Le Matin*, 14 mai 1916) :

« Au commencement de janvier je revêtis la blouse grise en toile que nous portons même l'hiver, la jaquette de cuir, les hautes bottes à l'écuyère, et je quittai Lemberg pour gagner le village de Pilzno, près de Tarnow, où le général Radko Dimitrieff avait son état-major. Il vint dès le lendemain dans le souterrain où nous logions nous apporter, selon l'antique coutume, le pain noir et la salière. Petit, trapu, l'œil vif, parlant peu, il avait sur ses hommes un ascendant incroyable. Sa sévérité était extrême. *Dans toute son armée on ne buvait pas un verre de vin.* C'était le moment de notre grande avance à travers les Carpathes vers la plaine hongroise ».

II

Ce qu'il faut faire.

Nous prions le lecteur de se reporter aux comptes-rendus des séances de l'*Académie de Médecine* et de l'*Académie des Sciences*, aux manifestes contenant les motions votées par les Conseils supérieurs de la *Ligue Française de l'Enseignement*, de la *Ligue Nationale contre l'Alcoolisme* et de la *Ligue Française*, ainsi qu'aux projets de loi qui figurent aux annexes du *Journal Officiel*.

Voici le résumé de ces vœux : c'est le programme de la lutte qu'il *faut mener à bonne fin*.

1. — Application intégrale des lois sur l'ivresse publique et sur la réglementation de l'ouverture des débits de boissons.

2. — Réquisition immédiate des stocks d'alcool pour la fabrication des munitions.

3. — Suppression du privilège des bouilleurs de cru.

4. — Suppression des petites distilleries.

5. — Augmentation des droits sur l'alcool.

6. — Interdiction d'annexer des débits de boissons aux bureaux de tabac, et de laisser installer des débits de boissons à proximité des bureaux de tabac.

7. — Interdiction absolue des apéritifs à base d'alcool.

8. — Surtaxe sur tous les apéritifs.

9. — Vote du contre-projet François-Fournier (Interdiction de vendre pour consommer sur place ou à emporter, autrement que comme accessoire à la nourriture, des spiritueux, des liqueurs ou des apéritifs autres que ceux à base de vin et titrant moins de 23°).

10. — Interdiction concernant les femmes et les mineurs.

11. — Impossibilité de réclamer judiciairement les dettes pour consommation ou achat à crédit d'alcool au détail.

12. — Obligation pour les tribunaux en matière d'accident du travail de considérer l'ivresse manifeste comme faute inexcusable de l'accidenté.

13. — Obligations pour les magistrats saisis, d'appliquer la loi du 24 juillet 1889, relative à la déchéance de la puissance paternelle des père et mère dont l'ivrognerie est habituelle.

*
* *

1

Application intégrale des lois sur l'ivresse publique et sur la réglementation de l'ouverture des débits de boissons.

Quand on écrira l'histoire du premier cycle de la troisième République, j'entends l'histoire politique et sociale, il sera bon de réserver un chapitre à l'examen de l'exécution des lois.

Alors que, dans certains cas que chacun connaît, et qui bien entendu n'intéressent pas la vie même de la Nation, la main des pouvoirs publics s'est appesantie (avec une intransigeance que la majorité des citoyens regrette aujourd'hui) pour faire exécuter LA LOI, en ce qui concerne *l'ivresse publique, les fraudes sur l'alcool*, les *moyens de rémedier à la fabrication clandestine et à la vente occulte* DU POISON QUI TUE LA RACE, les complaisances administratives et judicaires ont été telles que l'on peut écrire sans crainte d'être contredit ou d'être simplement taxé d'exagération que LA LOI est restée *lettre morte*.

A ce sujet reportons-nous aux débats parlementaires du Sénat.

Le 17 juin, M. JONNART, qui s'est si vivement préoccupé des moyens d'enrayer le mal en Algérie lorsqu'il présidait au Gouvernement de nos Départements d'Afrique, a prononcé ces paroles :

Les municipalités n'appliquent pas la loi de 1873 pas plus qu'elles n'appliquent la loi de 1902 sur l'hygiène et la santé publiques.

Disposons donc que tout procès-verbal dressé contre un ivrogne sera accompagné d'un procès-verbal contre le débitant qui aura vendu de la boisson à un individu en état d'ébriété manifeste.

L'ivrogne qui aura subi plusieurs condamnations,

quatre, si vous le voulez, sera privé de ses droits ci-
viques, et le débitant, complice, frappé d'un même
nombre de condamnations verra son établissement
fermé non pas temporairement, mais définitivement.

*La vérité, c'est qu'on réclame sans cesse des lois nou-
velles parce que l'on n'applique pas celles qui existent.*

Quelques jours après le 25 juin, M. Eugène
Guérin, rapporteur de la loi sur la limitation
des débits, faisait entendre à la tribune du Sénat ces paroles qui stigmatisent l'*anarchie* dans
laquelle nous avons vécu pendant 40 ans (car,
il n'y a pas d'autre mot à employer quand on
constate que les lois ne sont pas appliquées) :

« L'honorable M. Jonnart a adjuré le Gouvernement d'une façon très pressante, avant de nous demander des armes nouvelles, d'appliquer la législation existante et notamment la loi de 1873 sur l'i-
vresse publique.

Notre honorable collègue a parfaitement raison. Si,
depuis quarante ans, la loi sur la répression de l'i-
vresse publique avait été sérieusement appliquée,
vraisemblablement, nous n'aurions pas aujourd'hui
à soutenir un projet tendant à la réduction des débits
de boissons. *Très bien ! très bien !*)

M. Guillaume Chastenet. — Elle y suffirait bien.

M. le Rapporteur. — En effet, la loi de 1873 ne
punit pas seulement le malheureux ivrogne, elle punit le débitant qui lui a servi à boire. Elle transforme,
en cas de récidive, la contravention en délit. Elle con-
duit son auteur en police correctionnelle. Elle édicte

certaines incapācités, outre la peine de la prison qui peut aller jusqu'à deux mois, enfin elle permet aux tribunaux d'ordonner la fermeture au moins tem.-poraire de l'établissement, pendant un mois, je crois.

Il n'est pas douteux que, si cette loi avait été sérieuse-ment appliquée, nous en aurions retiré, au point de vue qui nous occupe, le plus grand profit, MAIS ELLE EST RESTÉE LETTRE MORTE.

M. GUILLLAUME CHASTENET. — C'est très juste.

LA LOI SUR L'IVRESSE PUBLIQUE, due aux efforts incessants de ce généreux philanthrope qui était en même temps un sénateur estimé de tous, *Théophile Roussel*, est restée LETTRE MORTE : voilà ce qui a été dit et redit en plein Sénat, proclamé par les hommes les plus importants aux applaudissements presqu'unanimes de la Haute Assemblée.

Il ne faut plus que scandale pareil se renouvelle.

Les ligues interviendront désormais. Nous étudierons leur action légale au chapitre « LES MOYENS ».

Il est *indispensable* qu'elles aient une action directe, dans le sens le plus étendu du terme.

Les gens valent bien les animaux. N'ont-ils pas, eux, le bénéfice d'une législation protectrice ?

* *

2

Réquisition immédiate des stocks d'alcool pour la fabrication des munitions.

La guerre fournit au Gouvernement l'occasion unique de faire œuvre doublement utile : pourvoir à la défense nationale en utilisant les réserves d'alcool ; soustraire des milliers d'hectolitres à la consommation de bouche.

Les canons et les mines sont voraces. Elles nécessitent journellement des tonnes d'explosifs. Qu'on les rassasie en faisant la réquisition de l'alcool.

Les dépêches particulières du 14 février 1916 nous annoncent qu'en Angleterre (où la taxe sur l'alcool dépasse 700 francs l'hectolitre) toutes les grandes distilleries de whisky vont'être placées sous le contrôle du Ministère des Munitions, tout l'alcool qu'elles produisent étant nécessaire pour la fabrication des explosifs.

Les distilleries possédant des appareils à grand débit ont été réquisitionnées. Or, les réserves de whisky sont très élevées, la loi obligeant les distillateurs à garder leurs alcools en magasin pendant trois ans, avant de le livrer à la consommation.

Pourquoi ne pas procéder d'urgence de la même façon en France ?

Aucune hésitation n'est permise alors qu'un double bénéfice doit en résulter.

*
* *

3-4

Suppression du privilège des bouilleurs de cru. — Suppression des petites distilleries (1).

Un in-folio serait insuffisant pour présenter au public les réquisitoires écrits contre le singulier privilège dont jouit le bouilleur de cru.

---

(1)   INTERDICTION D'IMPORTATION DES ALCOOLS.

A la suite de la promulgation de la loi du 13 mai 1916, le Gouvernement par un décret spécial a prohibé le 14 mai l'importation en France et en Algérie, sous un régime douanier quelconque, des alcools (eaux-de-vie et esprits de toutes sortes) et des liqueurs d'origine ou de provenance étrangère.

La prohibition ne s'applique pas :

Aux importations effectuées pour le compte de l'Etat;

Aux alcools importés par des fabricants de vins de liqueur, de vinaigres, de produits chimiques ou pharmaceutiques, de vernis ou de parfumerie, ou par leurs syndicats, à charge d'être dirigés sur l'établissement destinataire sous la garantie d'un acquit-à-caution et sous réserve de justification de l'emploi.

Le dernier manifeste de la *Ligue Nationale contre l'Alcoolisme* est un appel au Président de la République, aux Ministres, aux Chambres, aux Pays.

Guerre au plus injustifié des privilèges ! Supprimons les bouilleurs de cru !

Parmi les signataires : Bergson, Bonnat, Léon Bourgeois, Adolphe Carnot, Clémenceau, David-Mennet, professeur Debove, Mme Jules Ferry, Herriot, général de Lacroix, professeur Landouzy, Lavisse, Lépine, Joseph Reinach, Henri-Robert, Schmidt, Mme Jules Siegfried, marquis de Voguë... et d'autres aussi illustres.

« IL EST DE NOTORIÉTÉ PUBLIQUE QUE C'EST DANS LES RÉGIONS OU LE PRIVILÈGE S'EXERCE LE PLUS LIBREMENT QUE LA POPULATION DIMINUE ET QUE LA RACE S'ABATARDIT... NOUS DEMANDONS QUE PERSONNE N'ÉCHAPPE A L'IMPOT, A UNE HEURE OU LES

Seront admissibles à l'importation, par dérogation à la prohibition :

Les alcools que l'on justifiera, dans la forme réglementaire, avoir été expédiés directement pour la France ou l'Algérie, à une date antérieure à la publication du présent décret ;

Les alcools déclarés pour l'entrepôt à la même date ;

Les alcools pour lesquels il sera dûment justifié qu'ils ont été achetés par contrat antérieurement au 6 avril 1916, cette justification devant être produite au Ministère du Commerce dans les quinze jours à partir de la date de la publication du présent décret.

NÉCESSITÉS DE LA DÉFENSE NATIONALE EXIGENT DES RESSOURCES INÉPUISABLES... NOUS ADJURONS LE GOUVERNEMENT DE PRÉSENTER ET LE PARLEMENT DE VOTER SANS DÉLAI UNE LOI QUI SUPPRIME LE PRIVILÈGE DES BOUILLEURS DE CRU. » Telle est la synthèse de la campagne entreprise.

Elle condense les nombreux écrits et discours sur la matière.

Ici encore depuis une vingtaine de mois la floraison est abondante.

J'extrais ces paroles du discours de M. Jonnart (séance du Sénat, 17 juin 1915) :

«... Il faut absolument qu'après la victoire, la France rajeunie et renouvelée ne risque pas d'être atteinte dans sa vitalité par la pire des grangrènes.

Je déplore aussi très sincèrement qu'on laisse plus longtemps debout le privilège des bouilleurs de cru, car voilà le grand malfaiteur. (*Applaudissements*). L'alcoolisme chez le débitant est moins redoutable que l'alcoolisme familial : celui-ci empoisonne jusqu'aux femmes et aux enfants.

... Pourquoi ne demanderait-on pas aux représentants des pays de privilège de faire eux aussi de patriotiques concessions pour la grande œuvre de régénération ? (*Très bien ! Très bien !*)

Je ne m'étendrai pas sur les méfaits du privilège des bouilleurs de cru : c'est une histoire trop sombre et trop douloureuse.

Je suis bien convaincu, du reste, que notre respecté collègue, M. Ribot, a eu en vue le privilège des

bouilleurs de cru quand il a fait part à la Chambre
de son intention de refondre toute la législation sur
l'alcool.

... Je demande au Gouvernement de ne pas retar-
der davantage la réforme des bouilleurs de cru. Elle
rétablirait l'égalité devant l'impôt ; n'est-ce pas notre
idéal ? Elle porterait un coup à l'alcoolisme, c'est ce
que nous désirons unanimement. Enfin elle procurerait au Trésor certaines ressources. Est-ce qu'à
l'heure actuelle le Trésor a le droit de les dédaigner ?

Dans les *Documents du Progrès* (mars 1914) on
lit sous la signature A. Sauzède :

Dans la lutte contre l'alcoolisme, c'est surtout la
production des bouilleurs de cru qu'il faudrait atteindre.

La consommation qui a le plus augmenté dans les
dix dernières années est moins celle de l'acool vendu
dans les débits que celle des eaux-de-vie qui se fa-
briquent et circulent en fraude. Les bouilleurs de cru,
à eux seuls, distillent autant et plus de produits que
les bouilleurs de profession. La progression des premiers est plus forte que celle des seconds ; en 1900,
204.000 hectolitres contre 119.000 ; 136.000 en 1902
contre 96.000 ; 293 000 en 1908 contre 175.000. Et encore, ce ne sont là que des chiffres fournis par les intéressés, sans contrôle : les bouilleurs, c'est-à-dire les
paysans, distillent dix fois plus d'alcool qu'ils ne pourraient en absorber en famille ; alors ils en fournissent
les cabaretiers.

La consommation de l'alcool taxé a tendance à di
minuer parce que, à la suite de la loi du 29 décembre

1900 qui a élevé l'impôt de 156 fr. à 220 fr., les débitants s'efforcent de s'alimenter auprès de la production clandestine.

Les conséquences du privilège sont incontestables.

La production d'eau-de-vie par les bouilleurs de cru non contrôlés s'est élevée de 46.000 à 293.000 hectolitres comme quantité annuelle. Si l'on multiplie 293.000 hectolitres par 220 fr., on obtient 64.460.000 fr. Tel est le montant du cadeau que le fisc est obligé de consentir aux privilégiés que compte notre démocratie.

M. Joseph Reinach a exposé dans la *Renaissance* quelles chances nous avons de combattre ce privilège si funeste à notre race :

Les débitants ont toujours réclamé l'abolition du privilège, les bouilleries étant, pour la plupart, des débits clandestins. Il y a parfois des points où les intérêts particuliers se confondent avec l'intérêt général. On peut tenir pour certain que tous les anciens adversaires de la limitation voteront la suppression du privilège. Aussi bien notre million et demi de bouilleurs n'est-il pas répandu aussi également que les 500.000 débitants sur la surface du territoire. La localisation des intérêts particuliers n'ajoute à leur action que dans la région où ils sévissent. Cela n'est pas sans comporter des conséquences intéressantes quand il s'agit d'obtenir le vote des assemblées.

Exception faite pour les sénateurs et pour les députés qui ne considèrent que le bien public, qui sont toujours prêts à leur sacrifier leurs intérêts électoraux et dont le nombre aura certainement augmenté par la magnifique leçon de la guerre, on pourrait, sans trop

risquer de se tromper, déduire du tableau des zones
à bouilleurs de cru, le vote des assemblées sur la suppression du privilège.

Trois zones :

16 départements à gros bouilleurs de cru de vins et
marcs et de cidre ;

31 départements où les petits bouilleurs de cru de
marcs et de fruits sont assez nombreux mais ne constituent pas une force électorale appréciable ;

39 départements non bouilleurs, parmi lesquels nos
départements les plus peuplés (Seine, Nord, Rhône,
Bouches-du-Rhône, Gironde, Haute-Loire, Seine-
Inférieure, Oise, etc.) ceux dont la représentation est
la plus nombreuse, même dans le régiment électoral
actuel.

Voici donc, dans 39 départements, un bloc considérable d'élus qui, loin d'être retenus et paralysés par
des intérêts locaux ou régionaux, seront, bien au contraire, poussés par des intérêts diamétralement op-
posés à ceux des bouilleurs et dont le vote en faveur
de la suppression rencontrera une approbation unanime du corps électoral.

Voilà comptés, les effectifs des combattants
qui jetteront bas le privilège.

Et plus loin l'actif champion de la lutte contre
l'alcoolisme poursuit :

Ajouterai-je un réquisitoire de plus aux quelques
centaines de livres, d'opuscules, d'articles et de discours par où a été surabondamment établi :

1° Que le privilège des bouilleurs de cru est scan-
daleusement contraire au principe de l'égalité des

citoyens devant la loi, au principe qui doit être le plus
cher de tous à une démocratie ;

2º Qu'il coûte annuellement de 100 à 200 millions de
francs au Trésor qui se trouve obligé de demander
aux contribuables, aux commerçants honnêtes, l'argent qui entre dans la poche des fraudeurs ;

3º Qu'il est l'un des agents les plus actifs du fléau
alcoolique et qu'il mène tout droit et très rapidement
aux pires déchéances physiques et morales les populations à qui les rhéteurs et les démagogues ont persuadé que le privilège est un droit (1).

Ne croyons pas que les bouilleurs de cru désarment.

———————

(1) Du 16 mars 1916. Communiqué de l'Académie de Médecine :

Contre l'alcoolisme. — M. Fernet avait fait, dans une
séance antérieure, une communication qui se terminait
par des vœux que l'Académie avait renvoyés pour examen
à sa Commission spéciale. Le rapporteur de celle-ci,
M. Hanriot, déposait, voici quinze jours, des conclusions
qui ont été votées aujourd'hui à l'unanimité. Ces conclusions comportent les vœux suivants :

1º L'Académie est heureuse d'adresser respectueusement à M. le Ministre des Finances ses félicitations au
sujet du projet de loi qu'il a soumis au Parlement ;

2º Elle espère que celui-ci, s'associant à l'œuvre patriotique du Ministre des Finances, fera aboutir les mesures dont elle a déjà bien des fois proclamé la nécessité et qu'elle croit devoir renouveler plus que jamais,
savoir :

a) Suppression du privilège des bouilleurs de cru ;

Dans les pays de cidre, MM. Boivin-Champeaux, sénateur, et Flandin, député, se remuent, constituent un imposant syndicat de défense avec sections et sous-sections et consacrent à la lutte future en faveur de leurs clients un talent, une expérience et une activité que nous voudrions voir employés ailleurs.

On lit d'autre part dans *la Revue Vinicole* du 16 septembre 1915 :

Les bouilleurs de cru s'agitent. Trois cents délégués des Syndicats de la Chambre viticole, adhérents à la Fédération auboise représentant les communes des deux arrondissements de Bar-sur-Seine et Bar-sur-Aube, réunis pour délibérer sur les conséquences qui résulteraient du vote et de l'application du projet du Ministre des Finances sur le régime de l'alcool, ont adopté l'ordre du jour suivant :

« Considérant :

« Que le projet sur le nouveau régime de l'alcool, qui tend à la suppression du droit, acquis au propriétaire de disposer de sa récolte, n'apporterait aucun complément budgétaire sérieux ;

---

b) Réduction considérable du taux de l'alcool, des liqueurs et des vins aromatisés ;

3º L'Académie émet de nouveau le vœu que l'application de la loi sur la répression de l'ivresse, la recherche des débits clandestins soient confiées à une autorité indépendante des influences locales, qui en atténuent trop souvent la juste rigueur.

« Que par son adoption, les bouilleurs de cru trouveraient contraints, en raison des frais et droits élevés qui leur seraient imposés, de renoncer à la fabrication de leurs bonnes eaux-de-vie de vin, de marc et de fruits, d'où une perte sèche pour eux, le Trésor et la Nation ;

- « Considérant que ce projet aurait pour effet de substituer à l'alcool naturel, l'alcool de commerce et par conséquent, de créer un monople en faveur des gros distillateurs, avec lesquels l'Etat devrait compter pour l'alcool industriel, dont il n'aurait, en pratique, que le monopole nominal ;

« Considérant : en dehors et au-dessus de tout motif quelconque d'appréciation, qu'il serait actuellement extrêmement pénible aux vignerons qui combattent courageusement aux armées pour la victoire de la France et de la civilisation de se voir menacés dans l'exercice et les ressources de leur ingrate profession ;

« Adjurent le gouvernement, au nom de l'union sacrée, de vouloir bien surseoir à la mise en discussion du projet de M. le Ministre des Finances, jusqu'à la fin des hostilités en cours. »

Constatons que les bouilleurs de cru font valoir un argument dont s'est, maintes fois, servi le Commerce des boissons sans aucun succès, à savoir : l'union sacrée pendant la guerre et les ménagements dus aux combattants hors d'état de défendre utilement leurs intérêts, alors que le devoir patriotique retient les électeurs, et parfois même les élus, dans les tranchées. Nous

ne pensons pas que, parce qu'il s'agit aujour-
d'hui des bouilleurs de cru, ce même argument
rencontrera plus de faveur.

Quelques citations ne sont pas inutiles :

JULES SIMON. — « Le privilège de bouilleurs de cru
est l'organisation en grand de la fraude avec estam-
pille légale. *Quand cette énorme entreprise contre la fortune de la France aura pris fin*, on se demandera comment elle a pu s'établir, durer, se développer et trouver d'éloquents défenseurs qui invoquent pour cette
spéculation les droits de la liberté et de la propriété. »

JOSEPH REINACH. — « C'est la plus vaste organisation de fraude qui soit au monde, *déclare M. Joseph
Reinach dans son œuvre* : *Contre l'alcoolisme*, celle dont
le fonctionnement est le plus simple, à cause de l'extrême facilité avec laquelle les récoltants dissimulent
la totalité ou la plus grande partie des produits de
leurs alambics, et de la facilité non moins grande
avec laquelle ils transportent l'alcool en raison de
sa valeur élevée sous un petit volume et il n'y en
a pas de plus fructueuse, parce qu'elle l'est, en raison directe des droits que l'Etat et le commerce per-
çoivent sur les producteurs et négociants honnêtes. »

POUYER-QUERTIER. — Le privilège des *bouilleurs de
cru est la fissure par laquelle passe une partie de nos budgets.*

CLAUDE DES VOSGES. — *La fraude est égale à la consommation officielle :* c'est chez moi une conviction
absolue qui résulte de la vaste enquête que j'ai faite

FRANCIS CHARMES. — *Le privilège n'est que le nom
décent donné à la fraude.*

Président Loubet. — *Qui dit bouilleur, dit fraudeur.*

Charles Dupuy. — J'espère que les bouilleurs de cru apporteront sur l'autel de la Patrie, dans une nouvelle nuit du 4 août, le sacrifice de leur exorbitant privilège.

Léon Say. — *Aucune consommation ne* peut être soustraite au paiement des droits sans que ce soit un privilège contraire au principe de l'égalité du citoyen devant l'impôt.

Devons-nous ouvrir le *Barodet* (1), ce recueil inconnu de la foule où chacun peut puiser les renseignements les plus précis sur les déclarations faites par les députés devant les électeurs, ce livre que M. Joseph Reinach a appelé « *peut-être le plus humiliant de tous les livres* » ? Certes nous y avons découvert de singulières procla-

____

(1) Donnons le texte de cette affiche qui montre quels titres de gloire certains candidats invoquent pour se faire élire ?

« DÉBITANTS !

« M. Paul Bignon, qui a toujours défendu vos intérêts, a voté dernièrement à la Chambre la suppression de la licence demandée depuis longtemps par le commerce des boissons.

« Rappelez-vous également que c'est grâce aux efforts de M. Paul Bignon pendant la législature 1906-1910 que les surtaxes sur l'alcool n'ont pas été appliquées.

« M. Paul Bignon a toujours défendu vos droits.

« Vous lui paierez votre dette de reconnaissance dimanche prochain en votant tous pour lui. »

mations qui, insérées dans le livre, pourraient intéresser nombre de lecteurs.

Pourquoi pilorier ?

Ne citons que l'exemple de M. Joseph Caillaux, à diverses reprises candidat heureux à la députation dans l'arrondissement de Mamers (Sarthe), département à gros bouilleurs de cru (alcool dit *calvados*).

« *Je défendrai, s'il le faut, le privilège ou pour parler plus exactement, les droits des bouilleurs de cru.* » (8 mai 1898).

« *J'ai défendu, vous le savez, je défendrai encore les droits légitimes des bouilleurs de cru.* » (27 avril 1902).

« *J'ai défendu, vous le savez, les droits légitimes des bouilleurs de cru. Je les défendrai dans l'avenir, comme par le passé, sans perdre de vue les intérêts des ouvriers qui achètent des pommes et que je suis déjà parvenu, dans quelque mesure à faire exonérer de la licence.* » (6 mai 1906).

Nous prions le lecteur de lire :

Le beau livre de l'ingénieur Louis Jacquet, préfacé par M. le Président Clémenceau, « *L'Alcool* » ;

Dans la *Réforme sociale* du 16 juin 1915 ; *La guerre à l'Alcool et le privilège des bouilleurs de cru*, par F. Lepelletier ;

Dans la *Revue Départementale* du 15 septembre

1915 ; le « *Privilège des bouilleurs de cru* », d'Eugène Raiga ;

L'article du général Humbel dans la *Libre Parole* du 20 avril 1915 ;

Celui de Georges Maurevert « *L'Autre Danger* » ;

Dans l'*Eclaireur de Nice*, du 3 mai 1915, le texte entier de l'appel de la Ligue Nationale contre l'alcoolisme au Président de la République, aux Ministres, aux Chambres, au pays, paru dans *le Temps* du 21 juin 1915 et reproduit le lendemain par nombre de quotidiens de Paris, et par la presse départementale ;

L'article de Joseph Reinach : « *La suppression du privilège des bouilleurs de cru* » dans le *Journal des Débats* du 28 août 1915 ;

Le communiqué du 27 juillet 1915 du *Comité de la Croisade des Femmes Française* (Mmes Juliette Adam, Victor Augagneur, Adolphe Brisson, Alphonse Daudet, Marcel Delanney, Jeanne Déroulède, Camille Flammarion, la marquise de Ganay, la comtesse Greffulhe, Madeleine Lemaire, Daniel Lesueur, Raymond Poincaré, P. Rigaud, la duchesse de Rohan, Jules Siegfried, la duchesse d'Uzès douairière, René Viviani, Emile Zola) ;

L'étude de Henri Guittard « *L'Autre fléau au pays des bouilleurs de cru* », parue dans le *Figaro* du 27 juin 1915.

Nous n'avons cité à dessein que les documents récents qui témoignent du réveil de l'énergie française (1).

***

(1) Citons encore cet extrait de la conférence de M. Joseph Reinach du 30 novembre 1915. Il faut que, dans nos livres de propagande, l'orateur et le conférencier futurs puissent se documenter :

« Et la voici encore, [la politique électorale], à visage tout à fait découvert cette fois, dans la déclaration du groupe parlementaire des bouilleurs de cru, groupe qui comprend des députés appartenant à tous les partis depuis l'extrême-gauche socialiste jusqu'à l'extrême-droite royaliste, unis pour la défense du privilège et militant de concert pour cette seule et unique raison qu'il y a, dans leurs circonscriptions, non pas même une majorité ou une imposante minorité de bouilleurs de cru, mais un assez grand nombre de bouilleurs pour qu'ils puissent faire élire ou échouer un candidat selon qu'ils se porteront d'un côté ou de l'autre.

J'attends encore qu'on me nomme un seul partisan du privilège, sénateur ou député, qui n'ait pas de bouilleurs dans sa circonscription.

Je mets, au contraire, en fait que ce député de Beaune, ou d'Alençon, ou de Mamers ou de Grenoble, qui va voter demain pour le privilège, pour le maintien de l'une des deux sources principales de l'alcoolisme, pour le maintien de la fraude qui coûte des millions au trésor public, il voterait *contre* si les hasards de la vie publique le faisaient demain député de Paris, de Lyon, de Lille ou de Dunkerque.

Dans le premier cas, il votera dans son intérêt électoral ; dans le second, selon sa conscience enfin à l'aise, dans l'intérêt général.

Ajoutons les articles du dévoué F. Riémain, secrétaire de la *Ligue nationale contre l'alcoolisme*, dans l'ETOILE BLEUE ; et les deux excellents livres, déjà signalés, *L'Alcool contre la France* de M. Georges Maurevert et l'*Union sacrée contre l'alcoolisme* de M. Jean Finot.

Il m'est pénible, j'en conviens, de poser le cas aussi brutalement. Mais c'est la douloureuse vérité. Le pire silence, le silence le plus dangereux, c'est de taire ce que tout le monde pense. Le mobile des partisans du privilège, quel est-il ? Ce ne sont pas des naïfs. Ils ne sont pas aveugles à des vérités qui crèvent les yeux.

Il n'y a pas un bouilleur ou un seul avocat des bouilleurs qui ne sache aussi bien que M. Ribot, que l'Académie de médecine et que l'Académie des sciences, quelle est l'étendue, d'année en année croissante, de l'alcoolisme rural.

Il n'y en a pas un seul qui ne sache que dénoncer la suppression du privilège — c'est-à-dire l'obligation pour le récoltant de payer l'impôt de consommation sur le produit de la distillation de ses fruits et de ses marcs, — comme une atteinte au droit de propriété, équivaut à nier la légitimité de tout impôt, car l'origine de l'impôt, c'est que chacun doit contribuer aux dépenses publiques, proportionnellement — et la proportion peut et doit même devenir pour les plus riches la progression, — soit à ce qu'il gagne, soit à ce qu'il possède, quel que soit l'usage qu'il en fasse.

Il n'y en a pas un seul qui ne sache que la consommation familiale de l'alcool n'est que le nom décent, ou impudent, de la fraude, car les récoltants les plus âpres au gain et les plus durs à la détente ne protesteraient pas

*
* *

5

Augmentation des droits sur l'alcool.

Comme l'a parfaitement démontré M. Frédéric Riemain, secrétaire général de la Ligue anti-alcoolique, lors de la grande manifestation

---

s'il s'agissait seulement de les faire payer pour 10 à 15 litres d'alcool pur, en raison de 5 francs le litre, et s'ils protestent, c'est que le trafic clandestin des eaux-de-vie de cru porte, pour chacun d'eux, sur plusieurs centaines de litres. Je rappelle qu'un litre d'alcool pur représente environ 3 litres d'alcool de consommation.

Il n'y en a pas un seul qui ne sache que chaque bouillerie est un débit clandestin.

En ce qui concerne plus particulièrement le projet de M. Ribot élevant le tarif de l'impôt à 500 francs l'hectolitre d'alcool pur, d'où une ressource de 500 millions pour l'Etat, il n'y en a pas un qui ne sache que le rendement de l'impôt est subordonné à la suppression du privilège ; car le relèvement qui n'en serait pas précédé « aurait surtout pour résultat de surexciter les fraudes, de donner un surcroît d'activité aux opérations des bouilleurs », de diminuer la consommation taxée au seul profit de récoltants malhonnêtes. Et il n'y en a pas un seul enfin qui ne sache que, dans les pays de bouilleurs, c'est la bouillerie qui est à l'origine des progrès du crime, de la folie, de la dégénérescence.

Mais les bouilleurs sont des électeurs ; mais les gros bouilleurs sont des électeurs influents : que s'abîme la race de mes électeurs, mais que je sois élu ou réélu !

qui a eu lieu à la Bourse du Travail le dimanche 27 février, sous les auspices de l'*Union des Syndicats de la Seine et de la Fédération ouvrière antialcoolique*, la question des droits relatifs à l'alcool est intimement liée à la question du privilège des bouilleurs de cru.

Il est monstrueux, dit-il, que cent-vingt ans après la Révolution notre régime fiscal comporte encore un privilège à l'heure où un grand mouvement se fait vers la justice dans l'impôt, où ce mouvement est favorisé par les besoins pressants nés de la guerre. Il est monstrueux, le mot n'est pas encore assez fort, de penser que certains jouissent de la faculté de ne pas payer l'impôt.

Ce privilège sert-il au moins à un grand intérêt général ? Il sert à empoisonner les campagnes, réservoir de la race ; à habituer les gens à vivre de la fraude, car il provoque des fraudes d'autant plus tentantes que le droit sur l'alcool est le plus élevé ; et enfin, il ne nous permet même pas de connaître l'étendue du mal dont nous souffrons.

Le privilège des bouilleurs de cru favorise la fraude puisque, si l'Etat élève le droit sur l'alcool — et il devrait le faire, puisque dans certains pays d'une civilisation semblable à la nôtre le droit s'élève jusqu'à 700 francs l'hecto-

litre, soit 7 fr. le litre, comme en Angleterre, —
la tentation est d'autant plus grande de vendre_
de l'alcool de cru, qui, d'après la loi, n'est in-
demne que s'il sert à la consommation familiale.

On gagne actuellement 2 fr. 20 par litre d'alcool pur. Si l'on porte le droit à 5 fr. par litre,
comme le propose le Ministre des Finances, on
aura doublé l'intérêt qu'ont les bouilleurs de
cru à frauder, et l'impôt ne rapportera pas davantage.

Enfin, tant qu'on n'aura pas supprimé ce privilège, nous ne connaîtrons même pas le mal
dont nous sommes atteints, puisque, par définition, la consommation dite familiale échappe à
l'analyse du fisc. A quoi bon alors aligner des
statistiques qui sont forcément mensongères,
puisqu'elles laissent passer cette énorme consommation familiale et de fraude qui se fait
dans les campagnes, grâce au privilège ?

Pour que la fraude vienne à disparaître, il
faut faire disparaître le privilège. Pour que la
consommation de l'alcool diminue, il faut que les
droits sur l'alcool soient tels, que l'acquisition
du poison ne puisse plus être chose courante.

L'honorable M. Ribot, ministre des Finances,
a déposé un projet de loi qui a pour objet de
modifier et de simplifier la législation fiscale de

l'alcool (1), « En remplacement des nombreuses
bases établies sur la production, la circulation
et la consommation de l'alcool, le projet de
M. Ribot n'en conserve plus qu'une seule ; il
frappe d'un tarif unique de 500 francs l'hectolitre d'alcool pur, et ce tarif est perçu sur toutes
quantités d'alcool produites qui deviennent *intégralement passibles de l'impôt*. Nul ne pourra
désormais se livrer à la fabrication sans être
pourvu d'une licence, et par suite sans être assujetti au contrôle de la régie et sans acquitter
les droits. Les alambics en usage seront déposés
dans un local dont l'administration aura la clef
et devront fonctionner sous sa surveillance ; ils
pourront être rachetés par l'Etat, si les déten-
teurs actuels en font la demande. Enfin, tous
ceux qui se livreront à la fabrication de l'alcool
sans avoir obtenu une licence ou qui détiendront
un alambic non déclaré, seront frappés de peines
correctionnelles très sévères. *Il est clair que, si ce
texte était rigoureusement appliqué, on verrait diminuer dans des proportions énormes le nombre des bouilleurs de cru ; la fraude deviendrait impossible par la
perception du droit unique immédiatement après la
fabrication. L'accroissement des tarifs aurait, en
outre, pour résultat de diminuer les ravages de l'alcool en restreignant la consommation générale.* »

____

(1) Georges Lachapelle, *Revue de Paris*, 1er décembre 1915.

*
* *

6

Interdiction d'annexer des débits de boissons aux bureaux de tabac et de laisser installer des débits de boissons à proximité des débits de tabac.

Un député, M. Léon Abrami, le 18 février 1915, a déposé à ce sujet une proposition de loi.

L'exposé des motifs en est à la fois bref et net :

La puissance attractive de « l'assommoir » n'est pas discutable; nous avons le devoir de chercher à la limiter par tous les moyens.

Comme à l'Académie de médecine, à l'Académie des sciences, à l'Académie des sciences morales et politiques, il vous paraîtra singulier de voir l'État favoriser tacitement et indirectement les progrès de l'alcoolisme, en permettant que les bureaux de tabac, attribués en récompense à ses meilleurs serviteurs et à leurs veuves, puissent être installés dans les boutiques des marchands de vins et liqueurs ; comme à ces savantes Compagnies, il vous paraîtra nécessaire que les acheteurs de tabac cessent d'être exposés à la tentation de l'alcool.

Nous avons l'honneur de soumettre, en conséquence, à vos délibérations, le texte suivant :

ARTICLE UNIQUE.

Il est interdit d'exploiter un bureau de tabac dans le même immeuble qu'un débit où se vendent des boissons alcooliques, soit à consommer sur place, soit à emporter.

Toute contravention aux dispositions qui précèdent entraînera la retrait de la concession du bureau de tabac.

.*.

7-8

Interdiction absolue des apéritifs à base d'alcool. — Surtaxe sur les apéritifs.

Cette *très importante question*, qui a souvent fait l'objet de discussions approfondies à l'Académie de médecine, a pris place au premier rang des mesures qui doivent aujourd'hui préoccuper ceux qui mènent le bon combat contre l'alcoolisme.

C'est que, comme l'a écrit le distingué Président de la commission d'hygiène de la Chambre, M. Henri Schmidt :

« Si à l'heure actuelle le nombre des apéritifs à base d'alcool est relativement faible, depuis l'interdiction de l'absinthe, les distillateurs s'acharnent à chercher de nouvelles formules qui leur permettront d'offrir au public un nouvel apéritif à base d'alcool et qui saurait plaire aux amateurs d'absinthe et prendrait la même vogue que la fameuse liqueur verte. »

Le lecteur sait que les *boissons à essences* (car c'est en définitive à leur proscription que nous tendons) se divisent en liqueurs et en vins aromatisés ; qu'aux termes du décret du 28 juillet 1908 *on entend par liqueurs* « les eaux-de-vie ou alcools aromatisés, soit par macération de substances végétales, soit par distillation en présence de ces mêmes substances, soit par addition des produits de la distillation desdites substances en présence de l'alcool ou de l'eau, soit par l'emploi combiné de ces divers produits » ; que, si l'on s'en réfère à la définition du docteur Roux, « *les vins aromatisés* sont des vins additionnés d'alcool d'industrie ou d'eaux-de-vie de vin et aromatisés par macération de substances végétales diverses contenant des essences ou des substances astringentes ou dans certain cas des alcaloïdes » (types principaux : *vermouth*, *quinquina*).

La nocivité de ces boissons, habituellement consommées avant le repas, contenant des essences et des matières extraites des végétaux est en fonction directe de leur teneur en alcool.

On les nomme *apéritif : apéritifs à base d'alcool*, tels les *amers* qui titrent 40° et renferment 0 gr. 10 à 0 gr. 50 d'essences, ou les *bitters* moins riches que les amers en matière d'essence, mais plus alcooliques ; *apéritifs à base de vin*, renfermant des alcaloïdes comme le vermouth et le quinquina.

Au Parlement, deux députés ont résolu d'a-

boutir à l'interdiction des *bitters* et des *amers*
(proposition Trouin) à l'interdiction de la fabrication, à la circulation et à la vente des *liqueurs,
apéritifs et vins aromatisés* (proposition Edouard
Vaillant).

Le vigoureux révolutionnaire, un des adversaires les plus acharnés de l'alcoolisme, qui un
des premiers a prêché l'*Union sacrée* entre tous
les Français pour essayer de terrasser ce fléau
de l'intérieur, a déposé le 25 mars 1915, sur le
bureau de la Chambre, une proposition de loi
très motivée. J'y renvoie le lecteur.

Ceux qui appartiennent aux classes dirigeantes
et possédantes y verront comment l'homme
dont la perte est si grande pour le parti socialiste, présente au Parlement le tableau des doléances sans cesse renouvelées par ceux qui se
préoccupent de la santé publique, et résume
l'œuvre des Ch. Girard, des Triboulet, des Ma-
thieu, des Magnan, des Laborde, des Laveran.

Notons, tout particulièrement, les conclusions proposées à l'Académie de médecine par
le regretté professeur Joffroy (séance du 10 mars
1913).

1° L'Académie déclare que toutes les essences naturelles ou artificielles sans exception, ainsi que les
substances extraites incorporées à l'alcool ou au vin,
constituent des boissons dangereuses ou nuisibles ;

2° L'Académie déclare que le danger de ces boissons résultant tout à la fois des essences et de l'alcool qu'elles renferment, elles mériteraient, quelle que soit leur base, d'être proscrites, et que tout au moins il y a lieu de les surtaxer de telle manière que la surtaxe devienne en quelque sorte prohibitive ;

3° L'Académie signale en particulier le danger des apéritifs, ceux des boissons à essence et à l'alcool prises à jeun. Le fait que ces boissons sont prises avant le repas rend leur absorption plus rapide et leur toxicité plus nuisible.

Le 14 juin 1914, le Conseil supérieur de l'hygiène publique adoptait, en ce qui concerne les boissons à essences, les conclusions présentées par M. le professeur Pouchet :

Surtaxe élevée sur toutes les boissons alcooliques, quelle que soit leur nature, dont le degré dépasse 15°.

Interdiction de la fabrication et de la vente de toute liqueur ou vin aromatisé, titrant plus de 30° d'alcool et renfermant plus d'un demi-gramme d'essence par litre.

Interdiction de l'emploi pour aromatiser les boissons spiritueuses de produits chimiques d'essences ou de plantes renfermant parmi leurs constituants normaux de la thuyone, de l'aldéhyde benzoïque, de l'aldéhyde ou des éthers salicyliques.

Enfin, le 13 juillet 1915, l'Académie de médecine, (qui avait déjà consacré six séances antérieures les 23 février, 2, 23 et 30 mars, 6 avril et 26 juin à la question de l'alcoolisme) a émis le vœu et propositions ci-après, à la suite d'un quatrième rapport de M. le professeur Gilbert Ballet :

1° Interdiction de la vente des eaux-de-vie titrant plus de 50 degrés ;

2° Interdiction de la fabrication, de la circulation et de la vente de toute liqueur et de tout vin aromatisé titrant plus de 23 degrés, chaque catégorie de ces boissons ne devant pas renfermer plus d'un demi-gramme d'essence par litre.

Les liqueurs sucrées contenant plus de 300 gr. de sucre par litre seront tolérées jusqu'à 30 degrés d'alcool ;

3° Interdiction de l'emploi, pour aromatiser les boissons spiritueuses, de produits chimiques, de plantes ou d'essences renfermant parmi leurs constituants normaux de la thuyone, de l'aldéhyde benzoïque, de l'aldéhyde et des éthers salicyliques ;

4° Surtaxe élevée sur toutes les boissons, quelle qu'en soit la nature, dont le degré dépasse 15° ;

5° L'Académie exprime l'espoir que les Pouvoirs publics prendront sans délai, en attendant les dispositions législatives destinées à réduire le nombre des débits, les mesures de surveillance et de police nécessaires pour fermer les très nombreux débits clandestins qui existent sur le territoire.

6° Enfin l'Académie, heureuse de constater que le haut commandement a formellement interdit la vente et la circulation de l'alcool dans la zone des armées,

émet le vœu que cette mesure tutélaire soit maintenue, et qu'elle soit élargie.

Ici encore, la parole et la décision sont à
MM. les Parlementaires, qui ont en mains tous
les éléments pour aboutir.

L'inlassable député des Vosges, Henri
Schmidt, a déposé son rapport au nom de la
Commission d'hygiène, qui a suivi *à la lettre* les
vœux des hommes compétents.

Les deux premiers articles du projet de loi,
qui sont suivis d'un véritable code répressif,
sont significatifs :

ARTICLE PREMIER. — Sont interdites, la fabrication,
la circulation et la vente en gros et au détail de tout
apéritif autre qu'à base de vin titrant moins de 23 degrés d'alcool.

ARTICLE 2. — Il est établi, sur les apéritifs à base de
vin titrant moins de 23 degrés, une surtaxe de 500 fr.
par hectolitre d'alcool pur.

Sont exemptés de la surtaxe, les vins médicinaux
préparés l'après le Codex.

Avant de clore ce paragraphe, citons ces deux
chiffres : en 1884 en France, la consommation
des *amers*, *bitters* et *similaires*, en hectolitres d'alcool pur, a été de 34.720 hectolitres ; en 1913, le
chiffre s'est élevé à 59.930.

Point n'est besoin de commentaires.

9

Vote du contre-projet Fournier.

Nous nous sommes déjà exprimé en toute franchise, très librement, sur ce contre-projet si intéressant, dont la portée dépasse et de beaucoup, nous en sommes convaincus, la pensée de son auteur.

A la séance du 2 mars 1915, l'éminent professeur Debove, secrétaire perpétuel de l'Académie de médecine, ayant donné à la docte assemblée lecture du troisième vœu en discussion :

« 3° Qu'une loi interdise la vente des spiritueux, des liqueurs et des apéritifs autres que ceux à base de vin titrant moins de 23 degrés, et ne renfermant pas d'essence, en dehors des salles de restaurant et autrement que comme accessoires de la nourriture. »

M. le professeur Gilbert Ballet, rapporteur, a prononcé ce discours qui expose la question mieux que je ne saurais le faire :

M. Gilbert Ballet, rapporteur : Avant que le troisième vœu que vous propose la Commission soit mis aux voix, je vous demande la permission d'appeler l'attention de l'Académie sur l'importance qu'il présente, importance beaucoup plus grande qu'elle n'était apparue au début à la Commission elle-même.

Ce vœu est ainsi rédigé : « Qu'une loi interdise la vente des spiritueux, des liqueurs ou des apéritifs autres que ceux à base de vin titrant moins de 23 dégrés et ne renfermant pas d'essence, en dehors des salles de restaurant et autrement que comme accessoires de la nourriture. » Il reproduit avec une légère addition la proposition faite à la Chambre par M. François Fournier.

Du succès et de l'adoption de ce vœu dépend, on peut le dire, l'efficacité des mesures qu'on se propose de prendre contre l'alcoolisme.

Je n'ai pas à rappeler qu'il y en France deux types d'alcoolisation : l'un, que j'appellerai le type Breton-Normand ; l'autre, qu'on pourrait dénommer le type Parisien.

Le premier, qui consiste surtout dans l'alcoolisation familiale avec, en outre, les abus d'eau-de-vie dans les innombrables cabarets borgnes répandus sur le sol de la Normandie et de la Bretagne, a pour cause le privilège des bouilleurs de cru. Nous avons tout lieu d'espérer que celui-là est sur le point de disparaître, car, si je suis bien informé, la Chambre, consciente du plus impérieux des devoirs, serait disposée à donner enfin à ce scandaleux privilège le coup de grâce définitif. Pour l'y aider, je fais appel à ceux de nos collègues qui ont l'honneur d'appartenir au Sénat et qui voudront bien, j'en suis sûr, ne pas y oublier qu'ils sont aussi membres de l'Académie de Médecine. (*Très bien !*).

Quant à l'alcoolisation du type Parisien, qui, hélas ! ne se limite pas à Paris, c'est l'alcoolisation sur le zinc ou sur la table du débit de vin par le rhum ou d'eau-de-vie du matin, dans le café ou sans café, par les apéritifs variés, par les tournées de boissons alcooliques dans la matinée, l'après-midi ou le soir. Ce mode d'alcoolisation, on pourrait l'atténuer d'une façon notable en réduisant dans une grande proportion, comme vous venez de le demander, le nombre actuel des débits. Mais le Parlement ne semble guère disposé à un effort sérieux dans ce sens, quelque nécessaire qu'il soit. Ce n'est pas une solution satisfaisante que l'interdiction de l'ouverture de nouveaux débits telle qu'elle vient d'être adoptée par la Chambre ; car nos arrière-petits-enfants profiteraient seuls de la réforme, si encore ils étaient vivants et non atteints par les tares héréditaires quand cette réforme jouera. D'autre part, on ne peut guère espérer que le Parlement se décide à faire un choix parmi les 460.000 établissements où la France s'empoisonne, pour en faire disparaître un nombre imposant.

Dans ses conditions, il ne reste qu'à réglementer ces établissements. La Chambre l'a fait pour les cabarets qui s'ouvriront à l'avenir, en votant pour ceux-là les interdictions qui figurent dans notre troisième vœu. C'est tout à fait insuffisant et l'on doit faire une inlassable campagne pour que ces mêmes interdictions soient appliquées aux débits actuels. *(Très bien !)*

En face du péril que l'alcool fait courir au pays, aucun argument valable ne peut être invoqué contre cette mesure.

La Commission, dans son rapport, a rendu un légitime hommage à ceux des membres du Parlement, et ils sont nombreux, qui ont affirmé par leurs discours ou leurs votes qu'ils ont la conscience du devoir qui leur incombe et qu'ils n'hésitent pas à le remplir. Mais sans vouloir critiquer ici ce qui se dit et se fait dans une autre assemblée, il n'est pas possible de ne pas exprimer la pénible impression qu'ont éprouvée tous les membres de l'Académie, en constatant, à la lecture des comptes rendus de débats récents, que pour certains législateurs, dont rien ne nous autorise à suspecter l'intelligence, le problème législatif actuel de l'alcool, le plus important sans conteste que jamais le Parlement ait eu à résoudre, se limite à « ménager les droits acquis ».

M. Armand Gauthier : C'est une question électorale. *(Applaudissements).*

M. Gilbert Ballet : Mon cher collègue, je ne cherche ni ne veux juger les mobiles. Je me contente de constater que les législateurs auxquels je viens de faire allusion se comportent comme s'ils ne voyaient rien, ne comprenaient rien. J'aime mieux croire à de l'aveuglement qu'à de criminelles complicités.

Or, je me demande quel argument pourraient invoquer ces défenseurs désintéressés des « droits acquis » pour combattre au nom de ces droits, ce que vous allez demander en votant le troisième vœu que la Commission vous propose.

J'imagine qu'en interdisant aux débitants la vente de l'absinthe, comme l'a fait très sagement la Chambre, elle n'a touché à aucun des « droits » de ces débitants. Je ne vois pas dans quelle charte sont inscrits les droits auxquels elle toucherait si elle décidait qu'à l'avenir on ne vendra sur le zinc que des boissons hygiéniques, et que les autres, c'est-à-dire les liqueurs et eaux-de-vie ou les apéritifs à essence ou titrant plus de 23 degrés, ne seront vendues au détail que dans les salles spécialement affectées aux repas et comme accessoires de la nourriture.

Vous n'avez pas eu la pensée que vous touchiez aux droits acquis des pharmaciens, quand vous avez récemment discuté un projet de réglementation de la vente de certaines substances toxiques, ni aux droits des laitiers quand vous les obligiez à vendre non de l'eau mais du lait, et je ne pense pas qu'on ait lésé » les droits acquis » des Sociétés de Pompes funèbres en rendant la pratique de la vaccination antityphique obligatoire dans certaines conditions (*Très bien !*)

Sans préjudice des autres, le troisième vœu que votre Commission vous propose doit être non seulement acclamé par vous, mais il est souhaitable que par tous les moyens à leur disposition, les membres de l'Académie s'efforcent d'en assurer le vote au Parlement. (*Applaudissements prolongés*).

Le troisième vœu, mis aux voix, est adopté à l'unanimité.

Le 19 février 1915, M. Jules Siegfried émettait ce jugement à la tribune du Parlement : « Le fond de la proposition de M. Fournier est la suppression *absolue de l'alcool*. J'espère qu'un jour on y arrivera. »

*
* *

10

Interdiction concernant les femmes et les mineurs.

Il nous faut sérier l'examen des mesures que nous préconisons, en deux parties, selon que nous envisageons la prostitution de l'alcoolisation dans les cafés et brasseries, ou que nous ne nous occupons que de la vente de l'alcool aux femmes et aux mineurs.

A. *Prostitution et alcoolisation.*

Le rapport Reinach, source inépuisable de documentation (Chambre des Députés — session de 1910 — n° 246), contient sur l'avarie et l'alcool une étude très documentée du docteur Barthélémy.

On y lit, à propos des femmes, sujets alcooliques, chez qui se rencontrent les cas les plus communs de syphilodermie intense :

Ces femmes, en général jeunes, d'un extérieur assez agréable, sont toutes des femmes de « brasserie »...

Nous avons multiplié, réitéré, précisé nos recherches et nos interrogations et nous avons obtenu des résultats tristement édifiants.

Nous avons su ainsi que cette alcoolisation n'était le résultat ni d'impérieux besoins, ni d'habitudes invétérées et encore moins d'attraits irrésistibles trouvés aux liqueurs.

Ces femmes n'éprouvent même, en général, aucun plaisir à boire.

Le plus souvent, boire leur est désagréable : « Je n'aime pas, je déteste toutes ces boissons », nous ont dit plusieurs de nos malades.

En effet, c'est le besoin de manger qui fait boire toutes ces femmes.

C'est là leur gagne-pain ; et les professions ouvertes aux femmes étant, dans notre société, peu nombreuses et fort mal rétribuées, c'est leur moyen de lutter pour l'existence et c'est l'une des faces du « struggle for life » qu'il nous est donné de considérer...

Ces femmes sont des entraîneuses, des inviteuses pour le compte d'autrui. Ce sont les agents provocateurs de l'alcoolisme.

Elles travaillent, les patrons touchent, elles boivent, les patrons gagnent...

Les femmes employées dans ces brasseries ont pour fonction de faire boire et de boire. Elles sont mal vues par le patron si elles ne boivent pas ; aussi elles boivent, parce que « les affaires iraient mal si les clients n'avaient à payer que leurs consommations », Toute infraction à ce règlement est d'ailleurs punie par des amendes dont les chefs d'établissements ne sont pas avares.

Certaines femmes savent mieux que d'autres attirer et retenir les consommateurs : elles sont plus « commerçantes » les unes que les autres ; quelques-unes se créent une clientèle qui leur est personnelle.

Dans aucun établissement, les verseuses ne sont payées ; dans quelques-uns, le patron au contraire est payé par ses servantes, il reçoit 1 fr. par jour en moyenne, excepté dans les établissements qui comcommencent et qui cherchent à s'achalander. Suivant l'importance des brasseries, les femmes paient de 50 centimes à 2 fr. 50 par jour ; souvent elles sont obligées de fournir leur costume uniforme qui coûte parfois fort cher.

Les femmes n'ont même pas tant pour cent sur la vente des consommations qu'elles font faire ou qu'elles font.

Dans certaines maisons cependant, où elles ont beaucoup de frais, la générosité du patron va jusqu'à leur donner un sou par franc. Elles n'ont pour tout bénéfice que les pourboires.

Plus elles attirent de consommateurs, plus elles ont de pourboires. Suivant l'importance de la clientèle qu'elles ont su se créer, elles gagnent ainsi de 3 à 15 francs par jours ; tels sont les deux extrêmes ; la moyenne est de 4 à 6 francs. Telle, fort habile, gagne toujours 10 francs par jour et a pu « se faire » jusqu'à 18 francs.

Excellent métier et ces filles ne sont pas tant à plaindre ! — Songez au prix de quel empoisonnement lent elles arrivent à ce résultat...

Celle-ci boit par jour 15 bocks, 2 madères et deux fines champagnes. Celle-là qui est de garde le matin : 25 bocks, 10 madères, 4 curaçaos et 2 chartreuses.

La femme, qui est citée comme exemple, celle qui ne refuse jamais une consommation dans l'établissement, est arrivée à absorber en une seule journée :

42 bocks, 2 chartreuses, 3 absinthes et 1 grog américain. C'est elle qui a gagné 18 francs...

D'ailleurs, ce métier est lucratif. A force de vendre
30, 50 ou 60 centimes des verres d'infusion de queues
de cerises et de faire payer à boire à des femmes qui
n'ont pas soif, les patrons de ces établissements pernicieux arrondissent rapidement leur pécule et ne
tardent pas à pouvoir se retirer des affaires.

Le journal *Les Nouvelles* (29 décembre 1909)
offre des *Cabarets à femmes*, ce triste tableau qui
n'a rien d'exagéré :

L'alcoolisme et la prostitution sont les deux fléaux
qui rongent le plus profondément notre société moderne. Ce ne sont donc point des problèmes simples
dont la solution pourrait consister en quelques décrets, circulaires ministérielles et même textes législatifs — qui ne seront jamais que des palliatifs mo-
mentanés. Ce sont au contraire des questions com-
plexes, aux formes multiples, et bien qu'elles soient
souvent traitées devant le grand public, elles présentent toujours à l'observateur quelque point de vue
nouveau.

C'est ainsi qu'aujourd'hui il nous faut noter plus
particulièrement l'intime corrélation de ces deux
fléaux : l'alcoolisme et la prostitution.

L'union de ces deux mots se révèle surtout dans
les grands centres populeux, dans les faubourgs ouvriers ou dans les villes de garnison, par la multiplication d'établissements louches qui sont pour notre
race de véritables officines de démoralisation et d'é-
puisement.

Nous voulons parler du « cabaret à femmes »...

Depuis vingt ans, le nombre de ces établissements a pris des proportions considérables, et le danger qu'ils créent dans tout l'ensemble du pays est tel qu'il devient impossible aux pouvoirs publics de ne pas s'en préoccuper.

Il y a en France 500.000 débits.

Or, sur ces 500.000 débits, un dixième exploite, en même temps que l'alcool, la femme, c'est-à-dire la servante.

Il y a donc en France près de 50.000 cabarets à femmes !

Ainsi, à Lille, on compte par exemple plus de 150 cabarets à femmes ; à Avignon, 150 ; à Limoges, 152 ; à Nancy, 50 ; à Belfort et ses environs, 250 ; à Mont-béliard, 70 ; à Saint-Etienne et ses environs, plus de 1.080 ; à Périgueux, 10 ; à Rodez, 20 ; à Agen, 12 ; à Auch 12 ; à Cahors, 14 ; à Marseille, 249 (chiffre approximatif au-dessous) ; à Toulouse, 159 (chiffre approximatif au-dessous) ; à Béziers, 177 ; à Angers, 23, etc.

Et ce ne sont là que des grands centres, presque tous des préfectures !...

Si l'on veut réellement atteindre l'alcoolisme, il faut le poursuivre dans ces cabarets borgnes où le désir de boire est renforcé par des excitations grossières encore plus dangereuses.

Nous avons pu nous convaincre qu'une partie des malheureuses servantes et petites bonnes qui se prostituent au profit du débitant étaient la plupart du temps amenées en ces bouges par surprise et vendues au cafetier — souvent avec la complicité des parents.

C'est dans ces cabarets que l'on cède, à de minus-

cules comptoirs dans le Nord, du quetsche teinté à
l'eau de savon ; dans le Midi, du marc à 0 fr. 10 le
verre, et, dans les arrière-boutiques,... autre chose
à dix et vingt sous. Interrogez les commissaires cen-
traux, les médecins-majors et les médecins de nos
chefs-lieux, vous resterez stupéfaits du nombre de
maladies contractées en ces estaminets. Les habitués
de ces maisons de débauche se recrutent parmi les
soldats, les paysans et les ouvriers. A la sortie des
casernes, aux jours de permission, ou par les longues
soirées d'hiver, le jeune soldat ne sait où aller. Le café lui-même avec sa société bourgeoise, sa tenue cor-
recte, ses innocents jeux de manille, lui paraît un séjour monotone. Le milieu, en effet, surtout en province, est froid et guindé : il faut écrire aussi que la
plupart de ces cafés sont « consignés à la troupe » et
réservés aux officiers. Alors, le petit soldat s'en va
au bon coin, où il y a une bonne gentille et facile, un
patron agréable, et surtout une joyeuse compagnie.

Il en est de même pour l'ouvrier. Au sortir d'une
longue journée de travail, quelle tristesse de rentrer
dans une chambre obscure, malpropre et froide,
comme en renferment tant les maisons des faubourgs
de province ! Au cabaret du coin. le vin est bon, gratte
à la gorge, est d'un prix peu élevé et est servi sous
des noms pompeux par une petite jeunesse au mi-
nois souriant.

C'est ainsi que peu à peu, soldats, paysans de passage et ouvriers s'alcoolisent. Et, l'alcoolisme aidant,
soldats, paysans, ouvriers ne peuvent donc tarder à
contracter de terribles maladies.

Les premiers, rentrés au village, contamineront
toutes celles qu'ils connaîtront ; les autres rapporte-

ront chez eux un sang vicié dont les produits dégénérés mourront en bas âge ou s'en iront grossir encore
le nombre d'enfants gâteux dont regorgent déjà les
asiles.

Le législateur, si désintéressé et si lointain,
semble-t-il, quand il s'agit d'attaquer les *bistros*,
s'est enfin ému de cette situation.

Le 11 juillet 1914, le Gouvernement a pris,
nous le savons, l'initiative de refonte de la loi
du 23 janvier 1873 sur l'ivresse publique. Son
but, auquel nous applaudissons de toutes nos
forces, semble devoir être de prévenir l'alcoolisme, de réprimer l'ivresse publique et de ré-
gler la police des débits de boissons.

Du rapport de l'honorable M. Delaroue, député de Melun, il apparaît que nos législateurs
seront invités à se prononcer sur deux articles
qu'il importe de préciser ici :

ART. 9. — Il est interdit d'employer, dans les
débits de boissons, des femmes de moins de 21 ans,
à l'exception de celles appartenant à la famille du
débitant.

Les articles 475, 478 et 483 du Code pénal s'appliquent aux infractions prévues par le présent
article.

« Notre raison, dit le rapporteur, est que la
loi a le devoir de réglementer le travail des mi-

neurs et des femmes, et aussi de les soustraire à une atmosphère dangereuse moralement autant que matériellement... Nous avons demandé à la loi nouvelle de prononcer une *interdiction générale et formelle*, sans nous en rapporter à la volonté des maires (27 mai 1915. N° 963).

ART. 10. — Tous cafetiers, cabaretiers, tenanciers de cafés-concerts et autres débitants de boissons à consommer sur place, qui, en employant ou en recevant habituellement des femmes de débauche ou des individus de mœurs spéciales, pour se livrer à la prostitution dans leurs établissements ou dans les locaux y attenants, auront excité ou favorisé la débauche, seront condamnés à un emprisonnement de six jours à six mois et à une amende de 50 à 500 francs.

Ils seront déchus pendant 5 ans de leurs droits politiques.

La fermeture définitive du débit sera ordonnée par un jugement.

Ceux qui se sont ligués pour détruire l'alcoolisme peuvent être fiers. L'action gagne chaque jour du terrain. La propagande s'insinue même dans les milieux parlementaires : c'est un progrès.

Déjà (*il y a longtemps de cela*), les pouvoirs publics avaient pris des mesures que le dix-neuvième siècle laissa tomber en désuétude.

L'ordonnance de police de 1780 édictait en son article 14 :

« Faisons défense à tous cabaretiers, taverniers, limonadiers, vinaigriers, vendeurs de bières, d'eau-de-vie et de liqueurs au détail... de recevoir chez eux aucune femme de débauche... le tout à peine de 100 livres d'amende. »

Nous revenons aux excellentes mesures ! Puisse la politique locale (est-ce bien le terme propre !) ne pas rendre vains les efforts enfin groupés.

B. *Vente de l'alcool aux femmes et aux mineurs* (1).

La sous question qui se pose rentre dans l'étude des questions générales ». (Vente de l'alcool — débits clandestins).

____

(1) Nous devons à l'obligeance du docteur H. N. Fay la satisfaction de reproduire ici le remarquable rapport par lui présenté le 10 février 1915, au comité de défense des enfants traduits en justice sur *les moyens propres à protéger les mineurs contre l'alcoolisme.*

Alors que la guerre réclame à la patrie des sacrifices immenses en hommes et en jeunes gens, c'est un devoir sacré pour ceux qui restent de prendre, à côté des heures qu'ils consacrent aux nécessités présentes, des heures destinées à préparer les temps à venir.

Le moment est venu, non point de répéter que, parmi les puissances démoralisatrices de l'humanité, l'alcool tient une place prépondérante, mais d'agir contre ce fléau qui affaiblit le sens moral de l'enfant comme de l'homme mûr, qui dépeuple progressivement plusieurs de nos dé-

Soulevée par les ligues antialcooliques elle a déjà eu la bonne fortune d'être portée à la tribune parlementaire par mon éloquent confrère, Ernest Lafont, député et maire de Firminy.

---

partements, en amollit d'autres, et est responsable de l'augmentation presque régulière de la criminalité dans notre pays.

Au jour où il avait plu de me confier la tâche de vous présenter un rapport sur les moyens propres à protéger l'enfance contre l'alcoolisme, nous ne pouvions prévoir que les événements changeraient de sitôt les conditions mêmes de la discussion. Hier, nous avions à lutter contre un état de choses presque inviolable; aujourd'hui, après les arrêtés et décrets anti-alcooliques qu'a suggérés l'état de guerre, le problème est simplifié et nous sentons nettement que nous pouvons dorénavant, avec plus d'espoir d'être entendus de nos législateurs, demander des modifications à notre loi sur l'ivresse publique, modifications dont le bénéfice se fera sentir dans les générations à qui nous confierons peu à peu l'avenir de la France.

Nous aurions désiré vous apporter dans ce rapport des chiffres précis, des observations prises dans les prisons, des faits nombreux où, à côté des enquêtes sur la famille ou le passé des détenus, aurait figuré l'observation médicale et psychologique des sujets; mais les conditions d'étude des criminels ne permettent pas encore, chez nous, d'établir de telles observations. Nous le regrettons, vivement. C'est donc aux observations médicales, psychologiques et sociales, prises le plus souvent hors des prisons, qu'il faudra demander des lumières dont la valeur est incontestable, mais dont le poids en matière de criminologie, et surtout de criminologie juvénile, reste difficile à déterminer.

Ernest Lafont a demandé, le 16 septembre
1915, que dans les agglomérations de plus de
1.000 habitants, aucun débit de spiritueux, liqueurs alcooliques ou apéritifs autres que ceux

---

Avant d'aborder l'examen des moyens prophylactiques,
il convient de définir dans quelles conditions l'alcool
entre dans l'étiologie des infractions chez l'enfant.

L'alcool peut être cause directe de l'acte, d'abord en provoquant l'ivresse.

M. Yvernès, le distingué chef de la statistique judiciaire, écrivait à ce sujet :

(*Arch. d'anthropologie criminelle*, 15 *janvier* 1912).

« L'ivrognerie n'est pas une des moindres causes de la
« criminalité de l'enfance, sinon de l'enfance proprement
« dite, du moins de la jeunesse, et principalement des
« jeunes gens âgés de dix-neuf à vingt ans.

« Si nous divisons la population de la France en groupes
« d'âges présentant, d'une part, les mineurs, répartis en
« trois catégories distinctes, et, d'autre part, les majeurs,
« nous trouvons, en rapprochant ces chiffres de ceux de
« notre statistique établie sur les mêmes bases, des pro-
« portions qui ne laissent aucun doute sur la démorali-
« sation produite, parmi les jeunes générations, par les
« excès de boissons alcooliques ; les chiffres ci-dessous
« nous en fourniront la preuve.

| | | Ivrognes délinquants | |
Age	Population	Chiffres réels	Proportion sur 100,000 habitants du même âge
De 11 à 15 ans. .	3.891.234	44	1,1
De 16 à 18 ans. .	1.979.117	528	26,6
De 19 à 20 ans. .	1.269.481	2.197	173,0
21 ans et plus. .	23.507.954	30.649	130,3

à base de vin titrant moins de 23° ne puisse être exploité dans des locaux affectés à un autre commerce, ou dans des locaux communiquant avec ceux affectés à cet autre commerce :

Le nombre des délinquants ayant agi sous l'influence de l'ivresse est donc proportionnellement plus élevé chez les adolescents que chez les adultes.

J'ajoute que l'ivresse, en tant que délit, est moins encore poursuivie chez l'enfant que chez l'adulte, et pourtant celle-ci est loin d'être exceptionnelle, surtout en Normandie, en Picardie et en Bretagne.

L'alcool pousse parfois au crime par intoxication aiguë sans ivresse. Les exemples n'en sont pas exceptionnels.

Dans une conférence faite, il y a un peu plus d'un an, à la Sorbonne, le professeur Gilbert Ballet en citait deux cas bien caractéristiques : l'un ayant trait à un jeune domestique, très sobre, qui, ayant bu un jour un seul verre de vin, commit un crime dont il ne put jamais définir le mobile ; l'autre est le cas de ce jeune valet de ferme qui, sous l'action des vapeurs d'alcool du liquide qu'il transvasait, tua successivement son maître et plusieurs membres de la famille de celui-ci. On admet que dans ces cas l'alcool agit par suppression brusque du frein que la volonté ou l'éducation opposent habituellement aux réactions passionnelles.

L'alcool peut enfin, par action lente et progressive, produire un trouble psychique, un arrêt du développement moral, une démoralisation, grâce auxquels le crime pourra naître.

L'alcool est parfois cause indirecte de l'infraction, soit que l'intoxication habituelle, en créant le besoin du toxique, devienne une cause de misère, en raison de la dépense quotidienne, soit qu'elle fasse contracter l'habi-

« Il convient aussi d'envisager l'alcoolisme féminin... L'alcoolisme féminin est un mal que nous devons
combattre. Déjà avant la guerre il commençait à
éclore, mais depuis dans certaines régions, même

---

tude du cabaret, où se font les fréquentations dangereuses, naissent les rixes, se préparent les délits et les
crimes en bande, où florissent enfin les souteneurs.

Je ne vous apprendrai rien, Messieurs, en vous rappe-
lant que beaucoup de jeunes gens, vivant hors de leur
famille, et n'ayant momentanément pas de travail, com-
mencent par boire leurs derniers sous, puis commettent
un vol. En 1912, dans une étude sur les causes psychiques
et sociales du premier délit chez les jeunes gens (1), je si-
gnalais que, d'après mes observations personnelles, le
premier vol reconnaissait, dans 27 0/0 des cas, l'ivresse
comme cause adjuvante.

Aux jeunes délinquants primaires, j'ai fait souvent
établir leur dépense quotidienne en boissons alcooliques.

Je cite au hasard deux observations :

G..., dix-huit ans, condamné à six mois, pour vol de
réticule. Ouvrier plombier, momentanément sans travail,
il buvait environ pour 4 francs par jour.

6 h. 1/2 du matin : Café et rhum. . .	10 c.
8 h. : Une chopine.	35 c.
De 8 à 10 h. : 1 litre de vin.	60 c.
11 h. : Absinthe offerte par le compa-	
gnon, et 2ᵉ apéritif offert par lui . .	50 c.
Déjeuner : 1 litre de vin.	60 c.
Café et alcool.	10 c.

(1) Notes sur les causes psychiques et sociales du premier
crime ou délit chez les jeunes gens (Institut Général Psychologique. — Séance du 19 juin 1912).

dans celles qui jusqu'alors avaient été épargnées par ce fléau, le mal n'a fait qu'empirer. Le mal a grandi dans des proportions énormes dans toutes les villes et même dans les campagnes. Les femmes, en effet, grâce à des ressources inespérées, à une liberté plus

Après-midi : 1 litre de vin.	60 c.
Dîner chez sa mère : 1 litre de vin . .	60 c.
Après dîner plusieurs tournées d'alcool.	40 c.
	3.85 c.

H..., dix-huit ans, est particulièrement sobre ; il a été condamné à un an, pour cambriolage en bande. Peintre en bâtiments.

Voici sa consommation journalière :

7 h. : Café et rhum . . . . ., . . .	10 c.
8 h. : Un demi-setier de vin blanc . .	20 c.
11. h. : Déjeuner : Une chopine . . .	40 c.
Café et rhum.	10 c.
3 h. : Un demi-setier.	20 c.
Dîner : Une chopine.	40 c.
	1.40 c.

Soit une dépense moyenne de :
115 francs par mois pour le premier, et de 38 francs pour le second.

A côté de ces chiffres n'est-il pas bon de rappeler que les hygiénistes sont d'accord pour ne concéder qu'un litre de vin par jour à un homme fait, et donnant un travail physique important.

L'alcool enfin, par voie d'hérédité, produit les épileptiques, les arriérés, les débiles, dont le nombre dépasse 140.000 de nos jours en France, sans compter ces enfants d'apparence normale mais que les instincts pervers ou la débilité morale disposent à tous les délits, à tous les crimes, du moment où l'occasion s'en présente.

grande et peut-être aussi à un plus grand désœuvre-
ment... se livrent à la boisson. »

L'alcoolisme féminin, depuis la guerre, a
grandi ; on le dit avec des faits précis ; toutes

J'ai voulu vous rappeler ce dernier point pour vous faire
sentir plus vivement, si possible, que la protection de
l'enfance contre l'alcool ne saurait se faire seulement par
des lois où il ne serait tenu compte que de la seule consommation de l'enfant. Pour que les générations futures
soient saines, il faut que les générations présentes pro-
tégées contre un vice, qui ne borne pas ses effets à celui
qui s'y adonne, mais touche par-dessus lui ses enfants.
Vous avez, comme moi, Messieurs, applaudi à la campagne menée contre l'opium. Mais, qu'est-ce que l'opium
à côté de l'alcool ? L'opium abrutit celui qui en abuse,
mais il lui retire en même temps ses facultés procréa-
trices, et le mal s'éteint avec celui qui s'y est adonné.
L'alcoolique en revanche ne cesse de procréer des foüs,
des criminels, des épileptiques, des tuberculeux.
On a prohibé l'opium, on a respecté l'alcool.
L'enfance est actuellement défendue contre l'alcool par
deux articles de la loi du 23 janvier 1873 :
L'article 4 de cette loi punit d'une amende de 1 à 5 francs
les cafetiers, cabaretiers et autres débitants qui auront
servi des liqueurs alcooliques à des mineurs de moins de
seize ans accomplis.
L'article 7 punit d'un emprisonnement de six jours à un
mois et d'une amende de 16 à 300 francs quiconque aura
fait boire jusqu'à l'ivresse un mineur âgé de moins de
seize ans accomplis.
Ai-je besoin de vous rappeler le sort de la loi de 1873 ?
Cette loi est à la fois fort connue et fort oubliée.
C'est en vain que j'ai cherché à consulter son texte dans

les municipalités le savent. Prenons un exemple
dans les grandes villes où les enquêtes sont plus
faciles ; à Paris, demandez aux enquêteuses de

---

les débits de boisson des 8e et 17e arrondissements (où
mon enquête a surtout porté), c'est en vain que j'ai été
dans les commissariats demander des agents pour arrêter
des ivrognes, qu'ils se sont obstinés à traiter de malades ;
c'est en vain que j'ai signalé un débitant qui versait à
boire la goutte à un enfant portant à peine quinze ans,
car n'ayant point sur moi l'extrait de naissance de l'enfant, je n'apportais pas à l'agent une preuve, que d'ailleurs je n'avais pas à fournir.

La loi de 1873 est mal appliquée, pour mille raisons que
je n'ai pas à développer ici ; je ne m'arrêterai qu'à une de
celles-ci. Il s'agit d'une disposition étrange, presque anor-
male de l'article 4. Si, en effet, en vertu de cet article, il
est défendu au débitant de servir de l'alcool à un enfant,
il ne lui est pas interdit de verser deux verres d'alcool à
un homme (à un père, à un ami) qui, immédiatement,
offrira l'un d'eux à l'enfant qui l'accompagne. La loi empêche donc l'enfant qui veut boire d'aller seul au cabaret,
mais elle lui permet d'y aller en compagnie, et le danger
devient alors pour lui plus grand encore.

D'ailleurs, ne doit-on pas s'étonner qu'il soit permis
d'offrir et non de vendre de l'alcool à l'enfant ? Cela n'a-
boutit-il pas au même résultat ?

Combien de garçons de ferme, de jeunes commission-
naires, de jeunes mariniers acceptent des salaires
moindres à la condition de recevoir de l'alcool en quantité déterminée. On jugera certainement que cet alcool
est offert, mais, en vérité, n'est-il pas plutôt servi ? car il
représente une somme d'argent qu'il aurait fallu ajouter
au salaire si l'alcool n'avait été accepté.

l'assistance publique, qui sont des femmes à
l'esprit libre et éclairé, ce qu'elles constatent
depuis la guerre parmi leurs clients ordinaires,
dans quel état souvent on vient demander les
secours de chômage ou les secours particuliers

En Normandie, et bien ailleurs, les écoliers prennent
leur repas de midi à l'auberge, plutôt qu'à l'école ; et l'aubergiste leur donne la goutte, car c'est le père qui paie.

Ouvrez avec moi le *Traité d'hygiène scolaire*, des doc-
teurs Mery et Genevrier ; vous y verrez ceci : « La boisson est, dans la plupart des cantines (scolaires), apportée
par les enfants ; c'est le plus souvent de l'eau rougie. On
a vu des enfants apporter du vin pur, et dans certaines
régions il n'est pas rare que leur bouteille soit remplie
d'eau-de-vie plus ou moins diluée ».

A propos des écoles maternelles, le docteur Broudic,
signalait au dernier Congrès d'hygiène scolaire, que
« dans les cantines les mieux surveillées on voit les bé-
bés boire du vin, de l'eau alcoolisée, sans que l'on puisse
interdire aux parents de donner à leurs enfants ces boissons nuisibles ».

D'une enquête que j'ai faite dans plusieurs cantines
scolaires de Paris, il ressort que plus de 25 0/0 des enfants
boivent à l'école plus de vin qu'il ne convient, à leur âge,
d'en absorber en vingt-quatre heures ; encore ces cantines
étaient-elles sérieusement surveillées à cet égard.

Dans cet ordre d'idées, je sais peu de lectures plus ins-
tructives que celle des cinquante-cinq premières pages
d'un rapport fait en 1909 par M. Hayaux, relativement
à l'alcoolisme dans les milieux scolaires normands.
Ces pages sont bourrées de faits très impression-
nants.

Tous ces abus, cette alcoolisation par la famille, sont

de l'assistance publique : très souvent en état d'ivresse... Je constate un mal que nous législateurs nous avons le devoir de combattre.

« ... Vous avez voulu défendre l'homme contre la tentation du camarade, de la devanture du bistro,

---

de nos jours licites. Je vais plus loin. Il est défendu au cabaretier de servir de l'alcool, mais il lui est permis de servir du vin à l'enfant, comme si le vin à certaines doses n'était pas nuisible. Trouvez-moi le débitant qui refuse, à la campagne surtout, de délivrer quatre sous d'alcool, ou un litre de vin, à l'enfant qui dit venir acheter cela pour ses parents? Et voici qu'un débitant d'une ville de l'Oise me dit : « Je sais bien que très souvent l'enfant s'en va boire vin et alcool avec ses camarades dans les bois. » A cela nous ne pouvons rien ; car, si le débitant ne peut servir à boire à l'enfant de l'alcool, il peut le lui vendre à emporter sans avoir à vérifier la destination qui l'attend.

Que faire en présence de tous ces faits ? Il y a plusieurs solutions, mais la meilleure, à mon sens, consisterait à interdire la vente de l'alcool à un enfant, même s'il emporte chez lui ; d'autre part, punir de peines beaucoup plus sévères que l'amende de 5 francs, quiconque aura donné ou servi de l'alcool à un enfant. Le débitant pourra toujours bénéficier de l'excuse de bonne foi qu'a soin de définir la loi ; mais afin d'éviter que cette excuse ne soit trop aisément invoquée, j'estime qu'il y aurait intérêt à examiner si certaines mesures ne pourraient pas être prises contre l'enfant qui, frauduleusement, se procurerait de l'alcool (par exemple en trompant sur son âge).

Reste l'influence nuisible de certains parents, qui, entre les quatre murs du logis, donnent à boire de l'al-

qu'il rencontrait trop souvent en allant de chez lui
à l'atelier ou au retour. Nous vous demandons, de
défendre dans la même mesure la femme contre le
mal de l'alcool qui jusque-là l'avait épargnée et qui,

---

cool à leurs enfants. Ceux-ci ne sont pas en vérité bien
difficiles à dépister ; les témoignages répétés, l'ivresse
légère constatée chez l'enfant quand il vient à l'école
après déjeuner, pourront permettre de les inquiéter facilement.

Si vous estimez, comme moi, que le fait d'offrir ou de
servir de l'alcool à un mineur est un acte presque criminel, vous n'hésiterez pas à demander que des peines
correctionnelles soient infligées à celui qui agit de la
sorte ; alors nous serons armés très puissamment contre
le père et la mère qui alcooliseraient leurs enfants, car
c'est de plein droit qu'ils seraient déchus de la puissance
paternelle après deux condamnations pour un tel délit
(en vertu de l'art. 1er de la loi du 24 juillet 1889, rédigé
comme suit : « Les père et mère et ascendant sont déchus
« de plein droit...,.. de la puissance paternelle.... 4º s'ils
« sont condamnées deux fois comme auteurs, coauteurs
« ou complices d'un délit commis sur la personne d'un ou
« plusieurs de leurs enfants. »)

Dans le même ordre d'idées, il serait désirable de voir
appliquer de façon plus stricte l'article 2, § 6 de la loi du
24 juillet 1889 qui permet de déclarer déchus des mêmes
droits les père et mère, qui, en dehors de toute condamnation, par leur ivrognerie habituelle, qui souvent s'accompagne d'inconduite notoire et scandaleuse, et de mauvais traitements, compromettaient, soit la santé, soit la
sécurité, soit la moralité de leurs enfants.

J'examinerai maintenant un second point de très haute
importance dans la question qui nous occupe :

S'il est juste de considérer le jeune homme qui commet

malheureusement, en ce moment, l'atteint dans une très fôrte proportion. Ce n'est pas en nous aveuglant que nous ferons du progrès, c'est en regar-

---

un crime comme n'ayant pas agi avec discernement, si la minorité pénale a été enlevée, en ce qui le concerne, de seize à dix-huit ans, combien m'apparaît-il également nécessaire d'interdire au moins jusqu'à cet âge de dix-huit ans la consommation de l'alcool, cause de crimes sans nombre, et d'affaiblissement constant du discernement.

Il y a dans l'état actuel de notre jurisprudence une anomalie que le Code militaire évite. Il considère l'alcoolisme et l'ivrognerie (qui n'en est qu'une modalité) comme circonstances aggravantes, alors que notre jurisprudence en a fait une circonstance atténuante, si bien que nous voyons un ivrogne criminel parfois acquitté pour avoir eu l'esprit de préparer son crime par une contravention.

L'alcoolisme a été, bien à tort, élevé au niveau d'un état passionnel ; c'est trop d'honneur pour lui. Cependant, si quelques-uns veulent quand même lui donner le rang d'une passion, qu'on le mette à côté du jeu et de la prostitution, et que de même que le mineur est protégé efficacement par des lois assez bien observées, contre ceux-ci, de même convient-il de le protéger contre l'alcool. Je ne crois pas qu'il puisse se trouver un seul crime qui n'ait son explication psychologique, mais cette explication n'est pas à beaucoup près toujours une excuse. L'alcool donne l'explication de bien des crimes par le trouble psychique qu'il provoque, trouble dont la cause est recherchée et librement consentie. A cet égard, il ressemble au jeu, mais ne présente aucune analogie avec l'amour, la colère ou la jalousie, que l'individu subit sans provoquer. Ceux-ci excusent, ceux-là n'excusent pas.

dant le mal et en faisant tous nos efforts pour y
remédier. »

Et l'orateur ajoutait :

Le jeune homme qui, jusqu'à l'âge de dix-huit ans, est
estimé mal connaître la valeur morale ou sociale de certains de ses actes, doit être préservé, grâce à des lois
strictes, de tout ce qui peut atténuer encore son discernement ; de tout ce qui peut troubler la saine évolution, le développement normal de ses facultés ; de tout
ce qui peut provoquer son inadaptation au milieu
social, pour employer la terminologie d'une théorie
récente.

Est coupable, gravement coupable, à mon sens, celui
qui favoriserait l'alcoolisme chez ceux qui ne sont pas
pénalement responsables, qu'il s'agisse d'un jeune homme
de moins de dix-huit ans, d'un aliéné, d'un vieillard, dont
les facultés déclinent, ou d'un interdit.

En ce qui concerne la protection de l'enfance, j'estime
donc nécessaire que les interdictions, dont j'ai fait men-
tion plus haut, soient applicables aux mineurs de moins
de dix-huit ans accomplis.

Je vous avoue que ma première pensée avait été, en
présence des merveilleux résultats obtenus en Russie par
la suppression de l'alcool, et dont les journaux sont rem-
plis depuis quelques jours, de vous demander d'émettre
le vœu que les mesures les plus rigoureuses fussent
prises en matières de liqueurs alcooliques, pour la protection du jeune homme jusqu'à l'âge de vingt et un an.
Cela présenterait l'avantage inestimable de voir nos jeunes
soldats arriver à la caserne indemnes d'alcoolisme, et
cela débarrasserait étrangement nos quartiers excen-
triques de la pléïade des jeunes souteneurs et des apaches
qui les infestent. N'oublions d'ailleurs pas que, d'après

« Cela se passe la plupart du temps dans des débits clandestins, c'est-à-dire dans ceux où l'on pénètre non pas ouvertement et au grand jour, mais subrepticement, sous prétexte d'acheter une marchandise

---

M. Yvernes, c'est de dix-huit à vingt et un ans que se rencontre le plus grand nombre d'ivrognes délinquants. C'est uniquement pour qu'on ne m'accuse pas de trop réclamer, que je vous demanderai, Messieurs, d'élever de quinze à dix-huit ans l'âge protégé par la loi de 1873 ; mais ce sera avec joie que je m'associerai à vous si vous estimez que cette mesure est trop timide.

Considérant maintenant que l'alcoolisme est un des grands fléaux dont puisse souffrir l'humanité, puisqu'il entraîne la ruine morale et matérielle du peuple, on conçoit que l'Etat ait, en dehors du devoir moral, le plus grand intérêt pratique à le combattre. Sans doute, le Trésor trouve des ressources dans l'alcool ; mais il dépense, et surtout l'alcool fait dépenser bien davantage à ceux qui, de son fait, ruinent leur santé et leur foyer.

Aussi, est-on en droit de s'indigner de ce que les infractions prévues par la loi du 3 février 1873 soient en pratique réprimées en raison inverse de l'absorption régionale de ce toxique. Cela tient à ce que, là où l'on boit beaucoup, il y a beaucoup d'indulgence, l'exemple de l'intempérance venant de haut. La statistique criminelle en fait la preuve.

Nous ne pouvons prétendre mettre un frein à cette indulgence qu'en demandant que le droit de citation directe accordé aux sociétés antialcooliques reconnues d'utilité publique, non point tant pour réprimer l'ivresse publique (cela, je ne le demande pas encore), mais (et c'est le point qui nous intéresse ici), pour protéger l'enfance contre l'alcoolisme que favorisent des parents mal

quelconque, dans un établissement voisin, une épicerie, un bureau de tabac, pour masquer d'une sorte
de respectabilité le vice auquel on se propose de donner satisfaction en consommant des boissons, qu'on
n'oserait pas avouer publiquement. »

---

informés, ou des débitants trop peu soucieux d'observer
la loi.

Dans nos campagnes, il n'est pas facile de demander
aux gendarmes, souvent trop occupés ailleurs, de faire
une besogne de surveillance, à peine possible dans les
grandes villes. Ils trouveront dans les membres des sociétés de tempérance des auxiliaires précieux dont les
avertissements auront un poids d'autant plus grand,
qu'on saura qu'ils peuvent, par l'intermédiaire de leur
président, citer directement les coupables.

Je ne vous cacherai pas que j'ai quelque gêne à aborder devant vous cette grave question du droit de citation
directe. L'honorable M. Béranger en a souvent traité
avec une autorité à laquelle je ne saurais prétendre, et
M. Paul Nourrisson est maître incontesté en cette matière ; l'un et l'autre ont développé devant vous (en particulier en 1909) de puissants arguments en sa faveur,
quand il s'agissait d'accorder ce droit aux Associations
protectrices de l'enfance. Mais quoique la majorité d'entre
vous, Messieurs, ait été favorable à l'idée, l'accord n'a
pu s'établir sur une question secondaire (celle des voies
et moyens) qui à certains égards est simplifiée dans le
cas nouveau qui nous préoccupe. Il existe, en effet, actuellement en France une seule ligue antialcoolique reconnue d'utilité publique, et je ne demande pour elle le droit
de citation directe qu'en matière de protection de l'enfance

Vous n'ignorez pas, Messieurs, quelle est l'organisation
antialcoolique en France. Elle est peu de chose en comparaison de ce qui existe ailleurs. De nombreuses sociétés,

Il est profondément regrettable de constater
que, les conséquences de la philanthropie sociale
et individuelle, — qui s'est prodiguée pour ve-

chacune dans sa sphère spéciale, travaillent avec leurs
propres moyens, mais reconnaissant qu'il est nécessaire
que tous les efforts tentés se coordonnent, elles ont ad-
héré en un bloc unique, la Ligue nationale contre l'alcoolisme, au sein de laquelle 99 0/0 d'entre elles sont fédérées. Cette ligue a entrepris avec l'appui successif de plusieurs ministres : MM. Rambaud, Poincaré, Leygues,
Combes et Doumergue, d'organiser l'enseignement anti-
alcoolique dans les écoles, par la création de plus de deux
mille sections scolaires, auxquelles il faut ajouter l'action des sociétés confessionnelles fédérées, qui ont agi
dans les Œuvres de jeunesse catholiques et protestantes.
Mais en dehors de l'action par l'enseignement, en dehors
de l'œuvre l'*Espoir du berceau*, qui protège quelques enfants
jusqu'à l'âge de sept ans, la Ligue ne peut rien. Combien
cette situation diffère profondément de ce qui se voit ailleurs, de ce qui s'est vu notamment en Russie, où les Comités officiels de tempérance ont préparé, avec l'aide
constant du ministère des finances, le pays à la prohibition de l'alcool.

La Ligue nationale, reconnue d'utilité publique, groupe
en son sein un nombre considérable d'hommes éminents,
de l'armée, du barreau, de la médecine, des sciences et
des lettres ; sa constitution est telle qu'il est permis d'au-
gurer que les temps ne sont pas lointains avant qu'une société analogue ne demande ou n'obtienne la reconnaissance
d'utilité publique ; et ceux qui en sont l'âme apportent
des garanties assez sérieuses pour qu'on n'ait point à
craindre qu'elle abuse du droit de citation directe le jour
où il lui sera concédé.

nir en aide aux femmes de ceux qui combattent,
— aient été souvent d'alimenter chez beaucoup
d'entre elles le vice alcoolique et de donner une
extension à l'alcoolisme féminin.

Le cas de cette Fédération mis à part, il est évident
que dans l'état actuel d'alcoolisation du pays, qui nous
effraie, ce n'est pas trop demander à l'Etat que de rechercher une collaboration bénévole, et présentant de hautes
garanties dans la lutte contre le fléau moderne. Je vais
plus loin, cette collaboration est nécessaire, si l'on ne
veut pas voir la loi de 1873 continuer à être appliquée par
sursauts faibles et successifs, comme cela a lieu depuis
quarante ans. On nous dira que le droit de citation directe ne peut être concédé ici, car il ne s'agit pas, en la
matière qui nous occupe, de la sauvegarde d'intérêts
moraux ou matériels des membres mêmes des sociétés
antialcooliques. C'est vrai. Jusqu'ici le droit de citation
directe a été restreint à la protection de droits individuels
ou corporatifs; mais est-ce une raison suffisante pour ne
pas faire plus quand il s'agit des intérêts moraux et matériels non plus d'une fraction de société, mais du pays
tout entier ?

Craindrait-on l'encombrement des prétoires ou l'abus
de la citation ? Vaine crainte. On ne saurait d'ailleurs
que se réjouir de voir le plus souvent possible les délits
poursuivis et expiés. Quant à la citation abusive, ne
serait-elle pas réprimée par la plainte déposée en justice
par celui qui a été calomnié, et ne peut-on pas toujours
retirer un droit concédé au bénéficiaire qui en abuse ?

Dois-je enfin vous rappeler que le droit accordé à une
société n'est pas accordé à chacun de ses membres pris
isolément ? Ce n'est pas le ligueur qui poursuit, c'est la

Le mal est dénoncé. Il faut le réduire, mieux : l'annihiler.

———————

ligue, et cela constitue la plus forte garantie qu'on puisse demander.

Je ne saurais trop insister sur l'importance qui s'attache à cette question, car je reste absolument convaincu que la loi de 1873, même modifiée sur les bases que je vous propose, serait aussi inefficace que par le passé, si nous ne recourions à l'aide des sociétés anti-alcooliques reconnues d'utilité publique. Ce sont elles qui, par l'avertissement adressé par l'un de leurs membres à l'aubergiste, au débitant, au père oublieux de la loi, les rappelleront au devoir, fût-ce dans la crainte d'une citation qui pourrait suivre une nouvelle infraction ; ce sont elles qui, plus efficacement, pourront réclamer le constat de l'agent généralement refusé jusqu'ici. Ce sont elles qui, par l'ascendant qu'elles auront acquis, pourront faire plus utilement que par le passé l'éducation antialcoolique des enfants et du peuple.

Je bornerai à ces quelques points mon rapport, mais je sais qu'il en est bien d'autres qui mériteraient de nous arrêter. Je ne veux citer ici qu'un de ces points, auquel notre distingué collègue, M. Morel d'Arleux, s'est particulièrement intéressé, je veux dire la nécessité qu'il y a de protéger la jeune fille mineure en interdisant, conformément à un arrêté récent du préfet de la Gironde, leur emploi dans les débits de boisson. Pareille interdiction ne mériterait-elle pas de s'étendre aux jeunes garçons de café, plongeurs et autres employés des débits ?

A l'heure où le pays tout entier s'inquiète enfin de l'alcoolisme, au lendemain des votes émis par l'Académie des sciences morales et par l'Académie de médecine, à la veille du jour où le Parlement doit discuter et voter l'in-

*
* *

11

Impossibilité de réclamer judiciairement les
créances nées de la consommation d'alcool
ou d'achat au crédit d'alcool au détail.

Nous voulons que la législation en la matière
soit analogue à celle qui régit les dettes de jeu.

Ici encore notre appel n'a pas été vain. Le
16 septembre 1915 un amendement du député

---

terdiction de l'absinthe, au moment où dans un but de
défense nationale des mesures sévères et des décrets ont
été pris pour nous préserver contre l'alcool, notre devoir
est de nous associer au mouvement libérateur ; car l'alcool, dangereux pendant la guerre, reste dangereux pendant la paix, surtout pour cette importante fraction du
pays : l'Enfance et la Jeunesse, dont le développement
mental réclame pendant qu'il s'achève, d'être à l'abri de
l'influence néfaste des toxiques.

VŒUX

Je propose au Comité d'émettre les vœux suivants :

a) Que l'article 4 de la loi du 23 janvier 1873 soit modifié comme suit :

1° Il est interdit, sous des peines correctionnelles, à
quiconque d'offrir ou de servir des liqueurs alcooliques à

Jobert, complété par une rectification d'Henri Schmidt, a saisi le Parlement d'un article ainsi conçu :

« Il est interdit de vendre à crédit des liqueurs alcooliques et des spiritueux, soit au verre, soit

---

des mineurs âgés de moins de dix-huit ans accomplis ;

2° Ces peines seront applicables, que ces liqueurs soient destinées à être consommées sur place ou à être emportées ;

3° Le mineur qui, pour se faire servir des liqueurs alcooliques, aura donné une fausse indication relativement à son âge sera puni de peines correctionnelles.

b) Que le § 1er de l'article 7 de la loi du 23 janvier 1873 soit modifié comme suit :

Sera puni d'un emprisonnement de six jours à un mois et d'une amende de 16 à 300 francs, quiconque aura fait boire jusqu'à l'ivresse un mineur âgé de moins de dix-huit ans accomplis.

c) Que soient strictement appliqués les articles 1er et 2 de la loi du 24 juillet 1889 et que, de ce fait, la déchéance de la puissance paternelle soit prononcée contre les parents qui auront été condamnés à deux reprises pour infraction aux articles 4 et 7 (de la loi du 23 janvier 1873 modifiée comme ci-dessus), ou qui, par leur ivrognerie habituelle et ses conséquences, compromettraient la sécurité, la santé ou la moralité de leurs enfants.

d) Que le droit de citation directe, en matière de délit prévu par les articles 4 et 7 (de la loi du 23 janvier 1873

en bouteilles. L'action en payement de boissons vendues en infraction du présent article ne sera pas recevable. »

————————

modifiée comme ci-dessus) appartienne aux sociétés anti-alcooliques reconnues d'utilité publique ».

M. LE PRÉSIDENT HENRI-ROBERT met aux voix le premier vœu ainsi modifié :

« (a) Que l'article 4 de la loi du 23 janvier 1873 soit modifié comme suit :

« 1° Il est interdit sous des peines correctionnelles à « quiconque d'offrir ou de servir dans tous lieux publics « des liqueurs » alcooliques à des mineurs âgés de moins de dix-huit ans « accomplis ».

(Ce vœu est adopté à l'unanimité).

Le § 2 est supprimé.

Sur le §' 3 le Comité adopte cette formule : « Le mineur qui, pour se faire servir des liqueurs alcooliques, aura donné une fausse indication relativement à son âge sera poursuivi conformément à la loi du 22 juillet 1912. »

M. LE PRÉSIDENT HENRI-ROBERT donne lecture du paragraphe B ainsi conçu :

« Que le paragraphe premier de l'art. 7 de la loi du 23 janvier 1873 soit modifié comme suit :

« Sera puni d'un emprisonnement de six jours à un . « mois et d'une amende de 16 à 300 francs, quiconque aura « fait boire jusqu'à l'ivresse un mineur âgé de moins de « 18 ans accomplis. »

Le Comité adopte le paragraphe B.

« Le Comité émet le vœu suivant : Que soit strictement appliqué l'art. 1er de la loi du 24 juillet 1889 qui déclare déchus de *plein droit* de la puissance paternelle les

*
* *

12

Obligation pour les tribunaux, en matière d'accidents du travail, de considérer l'ivresse manifeste, comme une faute inexcusable de l'accidenté.

On peut définir la faute inexcusable celle qui
dénote une *incurie coupable*. C'est presque la faute
intentionnelle, confinant au dol, dont elle ne
diffère que par l'absence d'intention coupable.

L'ivresse manifeste, qui en elle-même est pu-
nissable, devra donc être toujours considérée
comme une faute inexcusable.

Mais il est indispensable que le patron exerce

---

pères, mères et ascendants condamnés deux fois comme
auteurs, coauteurs ou complices des délits punis par
l'art. 2 § 2 de la loi du 23 janvier 1873 (récidive d'ivresse)
et par l'art. 4 § de la même loi, modifié par les vœux précédents.

Le Comité prononce la disjonction du § D et vote ce dernier vœu.

« Il est interdit, sauf autorisation du maire, aux débitants de boissons d'employer des filles mineures de 18 ans,
étrangères à la famille du débitant, dans les locaux destinés au public. »

une surveillance, empêche l'ouvrier ivre d'aborder le chantier, de monter sur l'échafaudage, en un mot de travailler. Que si malgré la vigilance du patron, malgré la défense du contremaître et souvent malgré les efforts de ses camarades, un ouvrier est victime d'un accident sur le lieu du travail, il faut que les juges aient le pouvoir non seulement de réduire la rente à lui servir ou à servir à ses ayants droit de moitié, des trois quarts comme certains tribunaux l'ont fait, mais même de juger que la demande basée sur le paiement d'une *indemnité forfaitaire*, conséquence du *risque professionnel*, est discutable et mal fondée, la preuve de l'ivresse manifeste étant exclusive du risque professionnel.

Notre proposition est donc très nette : 1º Quand un accidenté du travail sera manifestement en état d'ivresse lors de l'accident, toujours les juges devront réduire la rente réclamée par application de l'article 20 de la loi du 9 avril 1898 concernant la faute inexcusable ; 2º quand un ouvrier en état d'ivresse, malgré l'intervention du patron ou de ses préposés, *a fortiori*, malgré les efforts des autres ouvriers, sera revenu à la dérobée sur les lieux du travail et aura été victime d'un accident, le juge devra déclarer que la loi de 1898 est inapplicable et refuser toute indemnité.

13

Obligation pour les magistrats saisis, d'appliquer la loi du 24 juillet 1889, relative à la déchéance de la puissance paternelle des père et mère dont l'ivrognerie est habituelle.

Le simple énoncé de cette mesure la justifie. Si l'on ne peut sauver les parents, qu'on protège au moins les enfants.

Quand ce programme aura été rempli, la lutte contre l'alcoolisme aura produit ses effets, et ceux qui nous survivront pourront apprécier les bienfaits de notre œuvre.

Mais, *hélas! ce n'est que le programme des mesures à faire adopter par le législateur.*

Il nous reste à indiquer et les moyens dont nous devons nous servir pour aboutir, et les raisons qui, pendant près d'un demi-siècle, ont empêché les meilleurs de faire entendre leurs cris d'alarme.

III

UN PAS EN AVANT. — LA LOI DE FINANCE
DU 30 JUIN 1916.

Depuis que nous avons tracé et développé ce programme dans l'*Alliance républicaine démocratique*, le Parlement a voté la loi de finances du 30 juin 1916. Il y a incorporé la plus grande réforme accomplie jusqu'à ce jour par nos législateurs, en ce qui concerne l'alcoolisme.

Voici les textes et le commentaire. Nous devons le commentaire succinct et complet à l'aimable collaboration de M. Emile Schaffaùser, auteur avec le regretté bâtonnier Fernand Labori du *Répertoire du Droit français*, le Directeur des *Lois Nouvelles*.

TEXTE

TITRE PREMIER

BUDGET GÉNÉRAL ET BUDGETS ANNEXES
RATTACHÉS POUR ORDRE AU BUDGET GÉNÉRAL.

§ 1er. — *Crédits accordés.*

ARTICLE PREMIER. — Il est ouvert aux Ministres, au titre du budget général de l'exercice 1916, des crédits provisoires s'élevant à la somme totale de sept milliards huit cent quatre-vingt-quinze millions cent soixante-cinq mille cinq cent vingt-neuf francs (7.895.165.529 fr.) et applicables au troisième trimestre de 1916.

. . . .

§ 2. — *Impôts et revenus autorisés.*

Art. 4. — Seront applicables, jusqu'à la fin de l'année de la cessation des hostilités, les dispositions ci-après :

Le droit général de consommation sur l'alcool est porté à quatre cents francs (400 fr.) l'hectolitre ; les droits d'entrée sont supprimés.

A l'exception des genièvres fabriqués dans les conditions spécifiées au deuxième paragraphe de l'article 15 de la loi du 30 mars 1902, toutes les quantités d'alcool propre à la consommation de bouche, provenant de matières autres que celles dénommées au paragraphe suivant, sont réservées à l'Etat, qui ne peut les rétrocéder que pour des usages industriels et médicaux.

Toute distillation de vins, cidres, poirés, marcs, lies et fruits doit être opérée : 1º soit en atelier public établi conformément à l'article 12 de la loi du 22 avril 1905 ; 2º soit par des associations coopératives fonctionnant dans les conditions de l'article 22 de la loi du 31 mars 1903, ou par des bouilleurs de cru ou de profession distillant ou faisant distiller chez eux sous le contrôle de la Régie, sous réserve que ces associations ou ces bouilleurs soumettront à la prise en charge une quantité minimum de 200 litres d'alcool pur par campagne ou payeront les droits sur la différence. Les quantités produites seront intégralement passibles de l'impôt, sous réserve des déductions accordées aux entrepositaires. Il en sera de même pour les stocks possédés par les bouilleurs de cru qui distilleront chez eux. Les récoltants qui voudraient acquitter l'impôt immédiatement après la distillation bénéficieront d'une remise de 10%. Les bouilleurs de cru et les associations coopératives ne sont pas soumis à l'impôt de la licence. Tout exploitant de terrain plantés en vignes ou en arbres fruitiers, qui prouvera qu'il a distillé ou fait distiller partie de ses récoltes du 1er janvier 1910, au 1er janvier 1916, aura droit, sur sa distillation annuelle, à une allocation en franchise de 10 litres d'alcool pur.

Dans le cas où un exploitant remplissant les conditions susdites serait décédé postérieurement au 2 août 1914, le même droit appartiendra au conjoint survivant.

Commentaire de la loi.

Sans attendre la discussion du projet de loi relatif à la réforme générale du régime de l'alcool, et sur lequel M. Tournan, président de la Commission de législation fiscale, vient de déposer son rapport, le Ministre des Finances a incorporé dès à présent dans la loi portant ouverture de crédits provisoires pour le 3e trimestre 1916 certaines dispositions relatives au relèvement du droit de consommation et à la réglementation du privilège des bouilleurs de cru. Malgré la demande de disjonction formulée par M. Tournan en particulier, le Ministre a obtenu le vote qu'il sollicitait. Il a invoqué beaucoup plus la nécessité de combattre l'alcoolisme (Sénat, 29 juin, *Off.* p. 633) que des raisons d'ordre fiscal, la plus-value à attendre des dispositions nouvelles ne devant guère atteindre plus de 350 millions. Au surplus, il est à remarquer que l'article 4 établit une législation purement provisoire, « jusqu'à la fin de l'année de la cessation des hostilités ».

Cet article renferme trois ordres de dispositions.

I. — Augmentation du droit de consommation sur l'alcool. — Ce droit, qui, depuis la loi du 29 décembre 1900, était de 220 francs, est porté à 400 francs l'hectolitre d'alcool pur ; mais désormais ce tarif comprendra le droit d'entrée ; celui-ci, dont le taux variait de 7 fr. 50 à 30 fr., est supprimé. En revanche la surtaxe de 50 centimes établie en 1907 sur les amers, bitters et apéritifs autres qu'à base de vin continuera à être perçue. C'est le droit général seul qui est augmenté. Par suite toutes les quantités d'alcool en cours de circulation au 1er juillet ou reconnues existantes à cette date chez les entrepositaires deviennent imposables au nouveau tarif. Mais les quantités restant chez les débitants et ayant acquitté l'impôt d'après l'ancien taux ne seront pas assujetties au complément de tarif. Quant aux manquants chez les entrepositaires, ils feront l'objet d'une répartition proportionnelle. Les droits d'octroi subsistent.

II. — Réquisition générale des alcools d'industrie (2e paragraphe). — L'Etat monopolise, pendant la guerre, par ses achats « toutes les quantités d'alcool propre à la consommation de bouche, provenant de matières autres que vins, cidres, poirés, marcs, lies et fruits ». Donc, en principe, tous les alcools industriels sont réservés à l'Etat « qui ne peut les rétrocéder que pour des usages industriels et médicaux ». Cette réserve a pour cause non le caractère nocif de ces alcools, mais les besoins de la défense nationale et le Ministre s'est engagé à acquérir tous ces alcools (V. Sénat, 29 juin ; *Off*. p. 636).

Les alcools exceptés de cette réquisition générale sont, d'une part, les alcools naturels, produits par les bouilleurs de cru, d'autre part, les « genièvres » fabriqués dans les conditions spécifiées au 2e paragraphe de l'article 15 de la loi du 30 mars 1902. Il s'agit de genièvres obtenus par distillation simple du seigle, du blé, de l'orge, de l'avoine, dans des établissements spéciaux ne produisant pas de trois-six, et susceptibles d'être livrés sans coupage à la consommation. Les genièvres représentent des quantités peu importantes, ils sont exempts de la taxe de fabrication, sont assimilés à des alcools naturels, ils ne peuvent servir à la fabrication des poudres (V. *Officiel*, Chambre, séance du 23 juin, p. 1406).

Il résulte de cette disposition que, pendant la durée des hostilités, les alcools naturels n'auront plus à craindre la concurrence des alcools d'industrie ; elle établit, comme cela a été remarqué, un monopole de vente en faveur des bouilleurs de cru, qui deviennent maîtres des prix. Le but de la loi, qui est de réprimer l'alcoolisme, se trouve ainsi compromis, car si le remboursement des droits et celui des prix peuvent enrayer le développement de la consommation générale, la « consommation familiale » n'en aura été que mieux encouragée.

III. — Réglementation du privilège des bouilleurs de cru. — L'élévation du droit de consommation devait entraîner la suppression du privilège des bouilleurs de cru. En effet, il est constaté, en matière fiscale, que toute élévation de tarif entraîne une évasion de l'impôt, une recrudescence de la fraude ; il convient, par suite, de supprimer les avantages dont peuvent bénéficier certains redevables.

On sait qu'on appelle *bouilleurs de cru* les propriétaires et fermiers qui distillent les vins, cidres, poirés, lies, marcs, cerises et prunes provenant exclusivement de leur récolte. Leur privilège consiste en la faculté de distiller sans déclaration et sans être soumis à l'exercice et de consommer sur place, sans paiement des droits, les eaux-de-vie ainsi obtenues. C'est là un avantage exorbitant, que les bouilleurs revendiquent cependant comme un droit. Ce privilège a subi des vicissitudes diverses : supprimé par la loi du 2 août 1872, qui ne laissait qu'une franchise de 40 litres d'alcool pur pour la consommation familiale, il était rétabli par la loi du 20 décembre 1875. La loi du 29 décembre 1900 ne maintenait le privilège qu'à l'égard des petits récoltants ; la loi du 31 mars 1903 réglementa à nouveau le privilège, mais laissa en dehors de tout contrôle les bouilleurs ne produisant pas plus de 50 litres d'alcool pur (amendement Morlot). Enfin le privilège fut rétabli par la loi du 27 février 1906.

Le vote de l'article 4 a ramené les discussions ordinaires entre les partisans et les adversaires du privilège, entre les producteurs d'alcool naturel et les producteurs d'alcool industriel (V. *Officiel*, Chambre, disc. gén. 15 juin, p. 1355 et s. ; 23 juin, p. 1392 et s. — Sénat, 29 juin, p. 627 et s.).

Le texte voté réalise un progrès indéniable : il tend à placer toute la production de l'alcool sous le contrôle de la Régie. Désormais, personne ne peut distiller sans contrôle. Tel est le principe. Cependant le privilège des bouilleurs de cru n'est pas supprimé intégralement, ainsi que le demandait M. Ribot ; une franchise d'impôt est accordée à tout bouilleur de cru, à titre de consommation familiale, jusqu'à concurrence de 10 litres par bouilleur. C'est une brèche sérieuse, concédée aux défenseurs du privilège, mais qui malheureusement laisse la porte ouverte à la fraude et compromet ainsi le rendement de l'impôt sur l'alcool.

Les bouilleurs auront le choix entre trois procédés de distillation :

a) *A l'atelier public.* — L'article 12 de la loi du 22 avril 1905 visé dans le texte dispose que l'Administration désigne dans chaque commune, après avis du Conseil municipal, un ou plusieurs emplacements ou locaux publics où les propriétaires, fermiers et métayers pourront distiller ou faire distiller, à des jours et heures fixés dans la même forme, les vins, cidres, lies, marcs, cerises, prunes et prunelles provenant de leur récolte.

C'est le procédé auquel *devra* recourir le petit bouilleur, celui qui ne peut produire plus de 2 hectolitres d'alcool pur ; il offre l'avantage d'éviter au récoltant la vérification du service à domicile et de restreindre ses obligations : il lui suffit de prendre un acquit pour le transport des matières premières et un autre pour le transport du produit de la distillation. C'est à l'exploitant de l'atelier qu'incombent les autres obliga-

tions. Le fisc peut, par contre, contrôler plus facilement la production des alcools. Il résulte d'une déclaration du Ministre des Finances que ces ateliers
publics pourront être installés dans des bouilleries
particulières (Chambre, 24 juin ; *Off.* p. 1421).

b) *A la coopérative de distillation.* — Les associations coopératives de distillation qui fonctionnent
dans les conditions de l'article 22 de la loi du 31 mars
1903 sont celles dont les membres déposeront leurs
appareils et leurs alcools et effectueront la distillation
des vins, cidres, poirés, lies, marcs, cerises ou prunes
provenant exclusivement de leurs récoltes, dans des
locaux agréés par la Régie et gérés par ces associations.

Elles sont constituées et fonctionnent dans les conditions indiquées à l'article 15 du décret du 19 août
1903. Les membres de ces associations sont solidai-
rement responsables des infractions.

Mais la loi actuelle impose aux coopératives cette
condition qu'elles ne pourront se constituer et distiller dans l'avenir qu'à la condition de soumettre à la
prise en charge une quantité d'alcool de 200 litres au
moins ou, si elles ne peuvent réaliser cette quantité,
de payer les droits sur la différence.

Ce chiffre de 200 litres n'a pas paru constituer un
empêchement au développement des coopératives, car
l'association peut s'étendre à plusieurs communes et
le nombre de ceux qui pourront distiller en s'associant ainsi n'est pas limité, « il n'y a pas de nombre
exigé » Min. des fin. à la Chambre, 24 juin; *Off.* p. 1419).

La loi ne parle que des associations coopératives.
La loi du 31 mars 1903 avait prévu également les associations syndicales de distillation. Ces deux sortes

d'associations répondaient à des besoins différents. Tandis que le syndicat implique l'idée d'opérations faites en commun, dans un même local et avec un outillage commun, chaque syndiqué opérant séparément, les associations coopératives admettent la mise en commun des matières premières, sauf à partager le bénéfice au prorata des apports de chaque associé.

Elles s'approprient la totalité des matières premières des adhérents et répartissent ensuite la totalité des produits. Les syndicats étaient également visés dans le projet primitif. Faut-il conclure de la suppression des mots « syndicats professionnels » que les bouilleurs seront obligés de mélanger leurs produits ? On serait tenté de le croire, mais le Ministre des Finances a déclaré que « rien n'empêche les associations coopératives de laisser toutes les libertés que le syndicat professionnel peut donner à ses membres. Elles ne sont nullement obligées de mettre en commun la récolte pour la distiller et en répartir le produit ; elles peuvent procéder à des distillations successives au gré de leurs membres » (Chambre, 24 juin ; *Off.* p. 1420).

c) *A domicile.* — Mais sous condition d'obtenir au moins 200 litres d'alcool pur ou de payer les droits sur la différence. Cette condition a été fixée dans l'intérêt de la Régie, afin de faciliter son contrôle et de ne pas le disperser, et aussi pour obliger le petit bouilleur à faire distiller dans un local commun, ce qui lui permettra d'échapper à l'exercice. En effet, le bouilleur qui distille chez lui, soit avec un appareil lui appartenant soit avec celui d'un loueur ambulant (V. Chambre, 24 juin, p. 1421), est assujetti à certaines

obligations précisées dans la loi du 31 mars 1903,
art. 18 et s., et le décret du 19 août, art. 3 et s., et il
doit subir l'intervention des employés pour le scellement et le descellement de son alambic, pour la reconnaissance des matières premières, pendant la fabrication, pour les inventaires, pour le récolement.

Franchise familiale. — En principe, l'impôt est dû
sur la totalité des quantités produites ; cependant
une allocation en franchise de 10 litres d'alcool pur
est accordée à tout récoltant bouilleur de cru « qui a
distillé ou fait distiller partie de ses récoltes du 1er janvier 1910 au 1er janvier 1916 ». Conformément à la
déclaration faite par M. Martin, commissaire du Gouvernement, « la preuve sera donnée par le registre
des bouilleurs ambulants, par les expéditions données par la Régie lorsqu'on aura distillé soit à l'atelier public, soit chez un voisin, et enfin — pour
130.000 bouilleurs — par la possession d'alambics »
(Sénat, 29 juin ; *Off.* p. 695).

Le dernier paragraphe de l'article 4 réserve la même
faveur au conjoint survivant de l'exploitant réunissant les conditions requises et décédé après le 2 août
1914. La Chambre n'a pas admis que cette transmission du privilège s'opère en faveur des héritiers di-
rects (V. *Officiel* du 25 juin, p. 1423).

Régime fiscal des bouilleurs de cru. — En somme,
la loi distingue le petit et le gros bouilleur. 1º Le *petit
bouilleur* est celui qui n'obtient pas plus de 200 litres
d'alcool pur. Il lui est *interdit* de distiller chez lui :
il ira soit à l'atelier public, soit à la coopérative. Alors
au point de vue de l'impôt, deux cas peuvent se pré-

senter : *a)* il a distillé moins de 10 litres d'alcool pur :
sa fabrication n'est passible d'aucun droit et la Régie n'aura pas à intervenir à son domicile ; *b)* il a distillé plus de 10 litres d'alcool pur, 25 litres par
exemple : il conserve la franchise jusqu'à concurrence
de 10 litres ; pour le surplus, 15 litres, ou il paiera
immédiatement le droit de consommation et bénéfi-
ciera alors d'une remise de 10 °/₀ ; et, une fois l'alcool
ramené chez lui, il est soustrait aux visites de la Régie ; ou bien, si ses moyens pécuniaires l'empêchent
de débourser le montant de ces droits, il demandera
le crédit de l'impôt, et l'administration lui ouvrira un
compte. Les 15 litres imposables seront pris en charge.
Cela n'implique pas l'exercice.

« La Régie n'ayant pas accès à son domicile ne
recense pas ces stocks ; elle lui demande seulement
compte de ces 20 litres. Par conséquent, au bout de la
campagne, ou quatorze mois après sa distillation, s'il
n'a pas distillé de nouveau, elle lui demande, ou de
présenter les 20 litres ou de payer les droits sur la
différence. De cette façon le stock est entièrement
exempt, il n'y a aucun exercice.

« La seule obligation du récoltant est de représenter les quantités sur lesquelles il désire conserver le
crédit des droits ; cette représentation peut être faite
en tel lieu qu'il lui convient. Le fisc ne pénètre pas
chez le bouilleur. Il n'y pénètre que si le bouilleur lui
demande d'entrer pour procéder à la reconnaissance
des spiritueux. » (Le Commissaire du Gouvernement
au Sénat, 29 juin ; *Off.* p. 639.)

2° Reste le *gros bouilleur*, celui qui fait plus de 2 hectolitres d'alcool pur, et qui distille chez lui. Dès qu'il
distille, son stock est pris en charge, afin de pouvoir

contrôler la fabrication ; mais il profite des déductions accordées aux entrepositaires. Le régime applicable est celui de 1903 ; l'exercice est limité à un seul jour, celui de l'inventaire (M. Martin au Sénat, 29 juin ; *Off.* p. 637).

Les bouilleurs de cru distillant chez eux, de même que les coopératives, ne sont pas soumis à la licence.

La Chambre avait admis que ce régime serait applicable à la Corse ; le Sénat a écarté cette disposition pour cette raison que les alcools n'y sont soumis qu'à un droit de 90 francs, et qu'avec un droit de 400 fr., la fraude serait d'autant plus accrue que les moyens de la réprimer y font défaut (V. Chambre, 24 juin et 30 juin ; *Off.* p. 1426 et 1464).

La loi ne prévoit pas de pénalités. Cela n'a pas paru nécessaire (V. Chambre, *Off.* p. 1430). Il faut en déduire que ce seront celles prévues par la législation existante (déc. du 31 mars 1903, art. 26). L'amende de 500 à 5.000 francs, la confiscation et le paiement des droits fraudés est applicable à tout bouilleur qui fabrique sans déclaration ; la peine atteint l'auteur de la fraude et les complices ; elle est doublée en cas de récidive, mais l'article 463 du Code pénal est applicable. Le quintuple droit s'ajoute à ces pénalités en cas d'enlèvement sans expéditions de chez un bouilleur de cru (loi 29 décembre 1900, art. 10). Enfin la peine d'emprisonnement est encourue en cas de fraude au moyen d'engins disposés ou de transport en vue de la vente d'alcools fabriqués clandestinement (loi 30 janvier 1907, art. 19).

Remarquons, pour terminer, que le contrôle des alambics, qui ne présentait plus d'intérêt depuis 1906, devra s'exercer en conformité de la législation de

1903. Les alambics des petits bouilleurs seront obligatoirement scellés ; ceux des bouilleurs admis à distiller à domicile seront soumis aux formalités de scellement et de descellement.

Dans l'*Etoile Bleue de la Guerre*, revue officielle de la Ligue Nationale contre l'alcoolisme, le très distingué Président du groupe antialcoolique de la Chambre des Députés, Henri Schmidt, député des Vosges (à qui nous devons en très grande partie le vote de cette loi essentielle), a apprécié comme suit la réforme législative.

« La consommation générale de l'alcool va de suite être diminuée par l'élévation du droit général de consommation qui est porté de 220 francs à 400 francs l'hectolitre. Tous les alcools d'origine industrielle seront réservés à l'Etat, qui ne pourra les rétrocéder que pour des usages industriels ou médicaux. Ne seront donc plus autorisés pour la consommation de bouche que les alcools dits « naturels » provenant de la fermentation ou de la distillation des fruits. Mais les bouilleurs de cru, qui, jusqu'alors pouvaient distiller librement sans aucun contrôle, se voient supprimer leur exorbitant privilège. A partir d'aujourd'hui ne pourront plus distiller chez eux que les bouilleurs capables de distiller 200 litres au cours de leur campagne, et leur distillation ne pourra s'opérer qu'en présence d'un employé de la Régie. Tous les autres bouilleurs seront dans la nécessité de transporter leurs produits à distiller soit dans un atelier public, soit chez un bouilleur ambulant, soit dans une coopérative et la distillation sera toujours opérée en présence d'un employé de la Régie.

Le bouilleur qui distille chez lui sera obligé de payer intégralement les droits, non seulement sur l'alcool qu'il produira dans l'avenir, mais encore sur les stocks existant dans ses caves.

Pour pouvoir être exempt de tout exercice, le bouilleur qui ne distille pas chez lui devra acquitter à la distillation l'intégralité des droits sur l'alcool produit ; s'il ne peut ou ne veut les payer, l'alcool qu'il produira sera pris en charge ainsi que tout le stock qu'il possède dans les caves, et les agents de la Régie procéderont à des vérifications annuelles. Enfin, pour réduire le nombre des bouilleurs qui depuis tant d'années ne cessent de s'accroître, ne seront autorisés dorénavant à distiller que les exploitants qui pourront prouver qu'ils ont distillé ou fait distiller partie de leur récolte du 1er janvier 1910 au 1er janvier 1916.

Si la réforme votée s'était arrêtée là, l'hygiéniste le plus difficile n'y eut trouvé que peu de chose à critiquer, mais la Chambre a main-

tenu une allocation en franchise de 10 litres
par exploitant qui maintient ainsi le principe de cette consommation familiale si dangereuse pour la santé publique et contre laquelle
nous nous sommes toujours élevés avec énergie.

Il faut pourtant reconnaître que la Chambre
s'est trouvée dans la nécessité de faire cette
concession pour obtenir l'incorporation de la
réforme dans la loi de finances, c'est-à-dire pour
pouvoir la rendre immédiatement applicable.
Cette concession faite aux bouilleurs a été la
condition nécessaire qui nous a permis de réaliser immédiatement la réforme.

D'ailleurs la réforme telle qu'elle est votée est
bien plus favorable aux intérêts de la santé publique que ne l'était la suppression du privilège
des bouilleurs de cru votée en 1872 et en 1903. A
ces divers moments en effet, on avait toujours
maintenu une consommation familiale qui variait de 40 litres à 20 litres et le maintien du droit
de distiller à la maison favorisait singulièrement la fraude.

Aujourd'hui aucune faute ne sera plus possible et, si l'habitude de l'alcoolisation familiale
pourra encore se maintenir dans des limites
restreintes d'ailleurs à la faveur de l'allocation
accordée en franchise, elle ne durera du moins
plus longtemps, car cette faveur n'est accordée

qu'aux exploitants actuels, et, en cas de décès
à leur conjoint survivant.

Cette réforme n'a été votée qu'à titre temporaire, jusqu'à la fin de l'année de la cessation
des hostilités, mais à ce moment, la France aura
de tels besoins d'argent que nous avons la cer-
titude qu'il ne se trouvera plus aucun Ministre
des Finances qui consente à revenir sur les dispositions précédentes. Nous espérons même
qu'elles seront aggravées par la suppression de
l'allocation en franchise et par l'élévation du
droit sur l'alcool.

La Chambre aura d'ailleurs l'occasion de revenir d'ici peu sur cette réforme. Elle est saisie
d'un projet général sur le régime de l'alcool qui
établit le monopole de fabrication et de rectification de l'alcool industriel, qui propose la suppression du privilège des bouilleurs de cru dans
des conditions analogues à celles déjà votées par
le Parlement et qui impose aux apéritifs et aux
liqueurs une surtaxe spéciale ainsi que des conditions de composition destinées à protéger la
santé publique.

La discussion en sera prochaine, nous l'espérons bien, et les mesures qui seront votées à ce
moment viendront harmonieusement complé-
ter les résultats déjà acquis.

Nous n'avons qu'à nous féliciter de voir enfin

porter leurs fruits tous les efforts accumulés depuis tant d'années.

Nos adversaires eux-mêmes reconnaissent la part que nous avons prise à la lutte contre les bouilleurs de cru. Nous lisons en effet dans *La Revue Vinicole* du 29 juin, sous la signature de son Directeur les lignes suivantes :

« Reconnaissons cependant et volon-
« tiers que la *Ligue Nationale contre*
« *l'alcoolisme* a tout de même remporté
« une victoire sur les bouilleurs de
« cru et qu'elle nous a puissamment
« aidés. Sa pression sur le pays a été
« efficace ».

Ne laissons pas s'endormir l'esprit public qui nous a si bien soutenus jusqu'alors dans la lutte et mettons-nous dès maintenant à l'œuvre pour arracher au Parlement des réformes plus efficaces encore ».

CHAPITRE IV

LES MOYENS

LA PROPAGANDE. — L'INTERVENTION. LES ENTENTES NÉCESSAIRES

A. *La propagande.*

Ligues. — Ecrits. — Conférences. — Spectacles. — Journaux. — Cinémas. — Etablissements sectaires. — Ecoles normales. — Lycées. — Collèges. — Œuvres postscolaires. -- Patronages. — Conseils Généraux et Municipaux (Vœux). — Médecins et hygiénistes. — Industriels. — Groupements ouvriers. — Mutualités. — Commerçants. — Presse.

B. *L'Intervention.*

Article 14 de la loi du 9 novembre 1915.

§ I. Action des syndicats formés conformément à la loi de 1884 pour la défense des intérêts généraux du commerce des boissons.

Arrêt des Chambres réunies de la Cour de Cassation du 5 avril 1913.

§ II. Action des associations constituées pour la lutte contre l'alcoolisme ayant obtenu la reconnaissance d'utilité publique.

Etat de la question avant la loi du 9 novembre 1915. *Affaire, Comité de vigilance et Bouchard contre Geissler et*

Syndicat. « *L'Avenir forain* ». Arrêt de la Cour de Bordeaux du 7 mai 1913 et de la Chambre criminelle de la Cour de Cassation du 18 octobre 1913. Arrêt de la Cour de Bordeaux du 9 décembre 1909. — Situation juridique de la Ligue Nationale contre l'alcoolisme et des Associations similaires reconnues d'utilité publique.

C. *Les ententes nécessaires.* — L'union nationale contre l'alcoolisme.

Pour aboutir, il faut agir. Agissons donc soit individuellement, soit collectivement. Usons de ces trois moyens : la propagande, l'intervention, l'entente.

A.) la Propagande.

Pour détruire *l'ennemi du dedans*, que tout citoyen convaincu que la croisade que nous prêchons correspond à un danger social, s'affilie, suivant ses préférences à ces associations vivantes et agissantes qui mènent de mieux en mieux le bon combat : Ligue nationale contre l'alcoolisme (reconnue d'utilité publique), 147, boulevard Saint-Germain ; — Ligue française de l'Enseignement, 3, rue Récamier ; — la Ligue française, 27, place de la Madeleine ; — Société antialcoolique des agents de chemins de fer, 43, rue Saint-Lazare ; — Fédération ouvrière antialcoolique ; — Association des travailleurs antialcooliques,

Que chacun, suivant ses aptitudes et par tel mode qu'il jugera préférable, fasse des adeptes.

Ouvrages de science, de statistique, de législation ; œuvres de propagande générale ; brochures d'enseignements ; tracts spéciaux pour l'armée, la marine et pour les milieux ouvriers ; romans et récits antialcooliques ; poésies, chansons, pièces de théâtre ; affiches illustrées, cartes postales illustrées, projections lumineuses, films cinématographiques (1), tout doit être utilisé pour montrer au peuple que, depuis un demi-siècle, on l'a empoisonné et qu'il est temps qu'il comprenne qu'il s'agit de l'avenir de la race.

Aussi nous voyons avec plaisir les grands organes comme le *Temps* (2) et les *Débats* soutenir

---

(1) Nous avons été conviés à assister au cinématographe Gaumont dans la grande salle du Boulevard de Clichy, à une pièce cinématographique émouvante. Il s'agit d'un drame anti-alcoolique. « Le Poison ». On y voit les ravages faits par l'alcool dans une honorable famille d'ouvriers aisés : le père, frappant ses enfants, volant leurs salaires pour boire, puis dans un moment d'ivresse mettant involontairement le feu à l'usine dont il est le gardien, le fils intoxiqué dès sa naissance, buvant lui aussi et devenant un criminel. On retrouve le père et le fils devenus fous, gesticulant côte à côte dans la maison de santé où ils sont venus échouer. On suit les vains efforts tentés par la fille et la sœur pour soustraire son père et son frère au terrible danger.

Il faut multiplier ces spectacles.

(2) Le 14 mars 1916, le *Temps* consacrait ces lignes au compte-rendu du Meeting de Saint-Etienne :

les efforts des hommes courageux qui ont entrepris d'exterminer l'alcoolisme ; aussi nous suivons avec satisfaction ces réunions de plus en plus fréquentes, ces conférences, ces meetings où d'honnêtes gens venus de tous les côtés de

----

La Ligue nationale contre l'alcoolisme, qui continue et intensifie sa campagne d'opinion contre les bouilleurs de cru, avait organisé hier, à Saint-Etienne, une conférence en faveur de la suppression du privilège.

Plus de 3.000 personnes se pressaient dans la grande salle de la Bourse du travail, sous la présidence de M. Le Braly, secrétaire général du syndicat du personnel civil de la manufacture d'armes, assisté de MM. Lallemand, préfet de la Loire ; Jean Neyret, maire de Saint-Etienne ; Lafont et Merlin, députés de la Loire ; Thuriet, procureur de la République ; Poncetton, bâtonnier de l'ordre des avocats ; Louis Comte, directeur du *Relèvement social* ; Pierre Dupin, président de l'Union départementale de la mutualité, etc., etc.

L'orateur de la Ligue nationale contre l'alcoolisme, M. Gustave Cauvin, a fait le procès du monstrueux privilège dont la France doit se débarrasser à tout prix si elle veut vaincre l'alcoolisme.

Un ordre du jour acclamant la suppression du privilège des bouilleurs de cru, sans aucune consommation familiale, et décidant la création d'une section de la Ligue nationale contre l'alcoolisme à Saint-Etienne, a été voté à l'unanimité au milieu d'un enthousiasme indescriptible.

Le 16 on lisait dans le même journal :

Le *Temps* a rendu compte de la réunion organisée à Saint-Etienne, dimanche dernier, par la Ligue nationale contre l'alcoolisme. Elle a été des plus brillantes. Comme on l'a vu,

la politique, appartenant à tous les milieux sociaux, hommes et femmes, membres de l'Académie de Médecine ou petits médecins, grands patrons ou simples ouvriers, femmes de lettres

---

MM. Ernest Lafont et Merlin, députés de la Loire, le maire de Saint-Etienne, le préfet de la Loire, le président de l'Union départementale de la Mutualité y assistaient. La réunion était présidée par le secrétaire général du syndicat de la manufacture nationale d'armes. Une foule considérable avait répondu à l'appel de la ligue. L'assemblée a voté un ordre du jour comportant la condamnation formelle du privilège des bouilleurs de cru, et la création d'une section de la Ligue nationale contre l'alcoolisme à Sainte-Etienne. Or, on avait pu se demander si l'exposé de la question de l'alcoolisme ne serait pas l'occasion ou le prétexte de manifestations plus ou moins violentes. Le préfet de la Loire, M. Charles Lallemand, avait reçu du syndicat des débitants de boissons de Saint-Etienne et de la Loire une lettre assez inquiétante, à en juger par l'avertissement qui la termine et que voici :

... Nous nous permettons de vous exprimer notre surprise de voir autoriser, en ces temps déjà si pénibles, une campagne violente tendant à provoquer à la haine des citoyens contre eux.

Notre syndicat, déjà ancien, légalement constitué, se place sous la sauvegarde des autorités et particulièrement sous la vôtre. Il sait que vous êtes chargé de maintenir l'ordre dans notre département. D'avance nous déclinons la responsabilité des troubles qui pourraient survenir.

La chambre syndicale des liquides avait, de son côté, écrit également au préfet, déclarant se solidariser « complètement » avec le syndicat des débitants de boissons, et ajoutant :

Pour les mêmes raisons, nous dégageons toute notre responsabilité au cas où des incidents viendraient à se produire à la suite de la réunion de dimanche prochain.

ou petites employées, avocats, parlementaires, professeurs de faculté, instituteurs primaires, prêtres, pasteurs ou rabbins, tous se coudoient ayant au cœur un même désir, une même pas-

La perspective de ces « incidents » avait dû paraître bien sérieuse au syndicat des débiteurs de boissons, car il avait cru devoir en décliner la responsabilité éventuelle et déclarer qu'il s'abstiendrait de prendre part à la réunion, bien qu'il y eût été courtoisement invité. Sa lettre au préfet s'exprimait, à cet égard, dans les termes suivants :

Ce que nous pouvons dire, c'est qu'affiches et réunions constituent *une provocation sans nom* contre une catégorie de citoyens patentés, respectables, dont le patriotisme est au-dessus de tous reproches.

Ce que nous pouvons affirmer, c'est que *la provocation s'est précisée* sous forme d'une visite faite au Président du syndicat des débitants de boissons par le conférencier, pour l'inviter à venir faire la contradiction. Qu'adviendrait-il si tous nos syndiqués se donnaient rendez-vous à cette réunion ?

Nous avons décliné l'offre qui nous a été faite de remplir le rôle douteux auquel on nous provoquait.

Ce n'est pas maintenant qu'il convient de discuter entre Français. Aujourd'hui moins que jamais nous ne donnerons à nos adversaires le spectable de disputes injurieuses et de tumultes. Les débitants ont été calmes jusqu'à ce jour, et nous sommes certains d'avoir votre approbation en conservant cette attitude digne jusqu'à l'époque — rapprochée, nous l'espérons, — où nous pourrons discuter autrement que sous l'œil des Barbares.

Le Préfet pouvait-il laisser sans réponse ces appréciations ? Pouvait-il admettre qu'on présentât la lutte contre l'alcoolisme comme une provocation adressée à de bons citoyens ?

sion, souscrivant au même programme : *supprimer l'alcool qui dégrade l'homme, qui rend fou, qui
rend criminel, qui rend tuberculeux, qui abâtardit
la race, qui dépeuple la France.*

M. Charles Lallemand jugea nécessaire une rectification immédiate. De sa réponse à la lettre du Syndicat des débitants,
nous détachons ces observations :

... Vous reconnaîtrez, je n'en doute pas, qu'à l'égard
des commerçants scrupuleux, ni l' « union sacrée », ni la
« trêve de Verdun » ne sont rompues, et vous convien-
drez aussi qu'on ne saurait, durant tout le temps qu'il
faudra combattre l'ennemi du dehors, ménager les fléaux
intérieurs, respecter, au nom de je ne sais quel moratorium spécial, des facteurs de destruction nationale et sociale comme l'alcoolisme, qui, lui, ne désarme pas.

Aucune sorte de trouble ne saurait se produire à ce
sujet, comme vous semblez le redouter ; les cafetiers et
débitants patriotes peuvent discuter loyalement et avec
calme les propositions de la Ligue nationale contre l'alcoolisme ; quant aux autres, le mépris général suffira
pour leur imposer silence.

La réponse préfectorale conclut ainsi :

Contrairement à ce que vous paraissez penser, la population stéphanoise dans son ensemble ne se sent aucu-
nement visée par une campagne antialcoolique énergiquement menée — mais elle se sépare très nettement,
par l'organe des ouvriers, patrons et représentants de
tous les milieux sociaux qui, sans distinction de situation, de religion ou de parti, s'associent à ce mouvement
de salut public, de quiconque spécule sur l'absorption
croissante, par des travailleurs, des poisons qui ruinent

*
* *

J'ai sous les yeux une petite brochure du très distingué secrétaire général de la Ligue nationale contre l'alcoolisme, M. Frédéric Riémain.

C'est en quelque sorte le plan que peut mettre à exécution tout comité antialcoolique qui se fonde ; son titre : *Action possible d'un comité antialcoolique provincial*. Nous voudrions pouvoir transcrire ici cet opuscule.

---

leur dignité, entravent leurs légitimes progrès, engendrent journellement la débauche, le crime et la folie, enfin désagrègent la famille et compromettent l'avenir de la patrie.

On n'a pas, tous les jours, à enregistrer des paroles aussi nettes. Celles-là méritent de rester. Le succès de la réunion a prouvé, d'ailleurs, que le Préfet de la Loire n'avait pas trop préjugé des sentiments de la population de Saint-Étienne. Ce sont, au fond, ceux de l'immense majorité du pays.

Aussi, ne comprend-on pas bien le retard qu'éprouve la discussion du projet de loi sur l'abolition du privilège des bouilleurs de cru. La Commission spéciale doit avoir à cœur de faire aboutir cette mesure, puisqu'il semble qu'elle s'y soit ralliée. Et l'on veut penser que la Chambre, tandis que nos héros combattent « l'ennemi du dehors », n'apportera pas un courage moindre dans la lutte contre l'alcoolisme. On ne s'expliquerait pas qu'elle se prêtât, en ce qui la concerne, à une prolongation indéfinie du « moratorium spécial » si heureusement dénoncé par le préfet de la Loire.

L'auteur prend pour point de départ, *l'œuvre antialcoolique étant AVANT TOUT PRÉSERVATRICE*, la nécessité *de FAIRE PRENDRE DE BONNES HABITUDES AUX ENFANTS*.

Bien entendu il ne renonce en aucune façon à sa volonté souvent affirmée de convertir les adultes, mais il recommande « à nos adhérents, « auprès de la jeunesse, à l'école, dans les as- « sociations d'anciens élèves et enfin dans l'ar- « mée, une triple campagne, nécessaire et suf- « fisante pour former une génération sobre ».

La propagande doit se faire tout d'abord auprès de la jeunesse.

Ce sera AU PREMIER DEGRÉ l'action constante des *Ecoles* ou *Etablissements scolaires*.

Et l'exemple doit venir de haut : l'inspecteur d'Académie, l'inspecteur primaire, le délégué cantonal doivent veiller à ce que des conférences soient faites aux écoliers ; l'instituteur, comprenant qu'enseigner à ses élèves les méfaits de l'alcoolisme sera pour leur avenir le meilleur préservatif, les transformera chaque jour en propagandistes d'autant plus soucieux de la tempérance qu'il les habituera aux jeux en plein air, aux excursions, aux sports.

L'institutrice voudra dans les écoles de filles exercer une action aussi active que celle qu'elle verra grandir dans les écoles de garçons, et à ce sujet· M. Riémain rappelle la circulaire du 1ᵉʳ mars 1909 de M. le Ministre de l'Instruction publique Doumergue « *Si la femme s'alcoolise moins que l'homme, il est indispensable qu'elle puisse posséder une solide formation antialcoolique et que dans sa jeunesse on lui inculque l'aversion de l'alcool, étant donné l'importance prépondérante qu'elle doit exercer sur son entourage immédiat, sur son mari et sur ses enfants* » et les recommandations de M. Bédorez, directeur de l'enseignement primaire de la Seine, préconisant à son personnel la formation de sections cadettes où la femme de demain y apprendrait « *la haine de l'alcool et le mot n'est pas trop fort, dit-il, car l'alcool peut-être plus tard, si elle n'a pas appris à le combattre, la froissera dans ses affections, détruira son foyer, condamnera ses enfants à la déchéance ou à la mort.* »

Dans les écoles normales, la propagande sera plus active encore ainsi que dans les lycées et les collèges. C'est là qu'il faut rechercher, parmi les sujets de choix, ceux qui porteront autour d'eux la bonne parole qu'ils propageront par la suite dans les milieux adultes.

Ce sera AU DEUXIÈME DEGRÉ, l'action des *œuvres post-scolaires* ou *patronages*.

Les œuvres post-scolaires et les patronages, quel que soit le but particulier qu'ils poursuivent, n'ont pas de plus grand ennemi que l'alcool.

Les membres des Sociétés qui ont pour but de développer l'aptitude au tir savent bien qu'il n'est pas de main ferme ni par suite de tir précis chez le buveur ;

Les gymnastes et tous les hommes de sport savent que l'alcool est le plus grand ennemi de la vigueur des muscles ;

Les organisateurs des cercles de récréation ou des salles de lecture n'ont pas, pour la prospérité de ces organes, d'adversaires plus dangereux que le cabaret.

Il serait facile de multiplier ces exemples qui suffisent pour donner une idée de la lutte qu'il est possible d'entreprendre dans les associations d'anciens élèves : puisqu'elles sont menacées par l'alcool, il est tout naturel qu'elles ajoutent à leur but propre la lutte contre l'alcoolisme. L'insertion de la clause dite de tempérance dans les statuts de l'œuvre consacre cette innovation. Elle porte simplement que les membres de l'association ajoutent à leur propagande ordinaire la propagande contre l'alcool.

Cette forme de lutte a cela d'excellent qu'elle n'est pas pour les instituteurs ou prêtres qui sont à la tête des associations d'anciens élèves une cause de travail supplémentaire : elle n'augmente en rien leur besogne, elle permet seulement de retenir l'attention de l'adolescent qui grandit sur les principes qui lui ont été enseignés à l'école.

Nous n'insisterons pas sur l'utilité de la propagande dans les patronages de jeunes filles. Ce qui a été dit plus haut pour les écoles trouve ici son application. Et il est évident que l'enseignement anti-alcoolique est d'autant plus nécessaire, que celles auxquelles

il s'adresse sont plus rapprochées du moment où elles
auront un foyer à garder. Le Comité pourra provoquer la fondation d'Ecoles ménagères ou de Cours
d'hygiène domestique ; si des organisations de ce
genre existent déjà, il s'intéressera à leur développement. et fera introduire dans leurs programmes un
enseignement anti-alcoolique méthodique et suivi.

Ce sera AU TROISIÈME DEGRÉ la propagande
constante à *l'armée*.

L'alcool *affaiblit l'armée*. Il s'attaque directement à sa force, il *détruit la discipline*, rompt
les muscles, sème les traînards, *peuple les locaux
de punition*.

M. Riémain demande l'*affichage antialcoolique* à
l'intérieur des casernes, — les soldats disposant
de loisirs après les exercices et se trouvant dé-
sœuvrés lisent machinalement ce qui se trouve
sous leurs yeux —, *les coopératives militaires*, la
création d'un feuillet spécial dans le *livret militaire* contenant *des conseils de tempérance*, l'inau-
guration de *conférences de cadres* faites par des
médecins civils ou militaires aux officiers ou
sous-officiers qui deviendront ensuite les ins-
tructeurs de leurs soldats.

PUIS, LA PROPAGANDE DOIT SE FAIRE AUPRÈS
DES ADULTES.

Et ici, il suffit presque de donner la nomen-
clature des chapitres :

1. *Conseils généraux et municipalités.*

Vœux en faveur de réformes législatives. —
L'exemple des vœux provoqués en faveur de la
prohibition de l'absinthe par plus du tiers des
conseils généraux nous montre qu'on peut
beaucoup obtenir de ces ·assemblées. *Limita-*
tion préfectorale des débits ; limitation municipale
des débits.

2. *Médecins et hygiénistes.*

Rédaction d'une *affiche manifeste* signalant les
dangers de l'alcool. Qu'on se rappelle la colère
du syndicat des spiritueux contre le Préfet de
la Seine, lorsqu'il y a quelques années il con-
tresigna la condamnation prononcée contre l'alcool par le doyen de la Faculté de Médecine de
Paris, ce qui permit au Directeur de l'Assistance
publique de faire placarder cette condamnation sur tous les murs de Paris.

3. *Industriels.*

Affichage dans l'usine ; organisation de conférences ; distribution de tracts.

4. *Groupements ouvriers.*

Délégué ouvrier à la propagande antialcoolique ; engagement de la part des coopératives ouvrières de ne pas vendre d'alcool.

5. *Mutualités.*

Délégué mutualiste à la propagande antialcoolique ; introduction dans les statuts de *clauses
excluant des secours les maladies* contractées pour
cause *d'alcoolisme ou d'ivrognerie ;* journal commun aux mutualistes et aux antialcoolistes.

6. *Commerçants.*

L'attention des syndicats de commerçants
devrait être attirée sur *la concurrence que l'alcool
leur fait* à tous, en absorbant les *disponibilités
financières de l'ouvrier,* en lui rendant impossibles
par conséquent les achats de meubles, vêtements et objets divers dont vit le petit commerce.

7. *Presse.*

Ici je cite :

On peut dire que, depuis la guerre à l'exception de
quelques organes intéressés à la prospérité du commerce des boissons, tous les journaux de France sont
devenus des journaux antialcooliques. Cette unanimité de la presse a été le symptôme le plus significatif du réveil de l'opinion si longtemps indifférente.
Mais plusieurs journaux de province n'avaient pas
attendu ce moment pour se faire les défenseurs béné-
voles de notre cause, et notre œuvre doit beaucoup
à la courageuse campagne menée par quelques-uns
d'entre eux. La presse est en effet la grande propa-
gatrice des idées et sa périodicité représente une
force incomparable. Aussi un des premiers soins du

Comité devra-t-il être de s'assurer le concours des journaux de la localité ou de la région. Ceux-ci qui, en général, ne sont pas encombrés de copie, réserveront volontiers une petite place à la chronique hygié·nique dont le comité provincial trouverait tous les éléments dans l'*Étoile Bleue*. Cette insertion d'un entrefilet antialcoolique doit être généralisée autant que possible. Les journaux syndicaux, religieux, les bulletins d'œuvres accepteraient presque toutes nos communications dont les méfaits de l'alcool, crimes, suicides, accidents, maladies, morts, permettent de varier le fond et la forme. On pourra également demander, aux feuilles locales les mieux disposées, de publier des comptes-rendus sur l'activité de la section antialcoolique, des appels aux adhésions, des invitations aux conférences ou aux fêtes organisées par le Comité.

Je suis pour ma part convaincu qu'au lendemain du jour de la victoire qui luit à l'horizon, lorsqu'il s'agira de réédifier la Patrie, la généreuse presse française et à sa tête la grande presse parisienne, qui s'émeut si noblement pour les causes élevées, se fera un devoir de nous aider à vaincre l'ennemi du dedans, après avoir terrassé l'ennemi du dehors.

B.) L'intervention.

Avec le chapitre des interventions judiciaires, nous abordons une des questions les plus délicates et les plus intéressantes du droit moderne.

Rappelons tout d'abord d'un mot que l'article 14 de la loi du 9 novembre 1915, relative à la « *Réglementation de l'ouverture de nouveaux débits de boissons* », a reconnu, parallèlement à la mise en mouvement de l'action publique par le parquet, aux syndicats ou aux associations intéressés, un droit d'action corrélatif à leur mission. « Les syndicats, — dit cet article — formés conformément à la loi du 21 mars 1884. pour la défense des intérêts généraux du commerce des boissons, ainsi que les associations constituées pour la lutte contre l'alcoolisme ayant obtenu la reconnaissance d'utilité publique, pourront exercer sur tout le territoire de la France et des colonies les droits reconnus à la partie civile par les articles 182, 63, 64, 66, 67 et 68 du Code d'instruction criminelle relativement aux faits contraires aux prescriptions de la présente loi ou recourir, s'ils le préfèrent, à l'action ordinaire devant le tribunal civil, en vertu des art. 1382 et suivants du Code civil. »

Ainsi, ces syndicats et ces associations « sont également investis du droit d'intervenir dans la poursuite des infractions, à la loi du 9 novembre 1915 », soit par voie de plainte ou de citation directe devant la juridiction de répression, soit par voie d'action civique devant les tribunaux ordinaires.

Qu'est-ce à dire ?

L'œuvre possible, partant pratique, des syndicats formés conformément à la loi de 1884 pour la défense des intérêts généraux du commerce des boissons est plus facile à indiquer que celle des associations constituées pour la lutte contre l'alcoolisme, ayant obtenu la reconnaissance d'utilité publique.

C'est que les droits reconnus aux syndicats professionnels ou aux associations professionnelles ne sont pas une nouveauté, par conséquent la Cour suprême, régulatrice des conflits nés des diverses interprétations des lois, a depuis plus de trente années que la loi Waldeck-Rousseau a été promulguée, statué sur de nombreuses questions soulevées et dit le droit : droits généraux des syndicats résultant des articles 3 et 6 de la loi du 21 mars 1884, droits spéciaux reconnus dans des lois particulières ultérieures, droit des associations professionnelles (médecins, pharmaciens, etc.) (1), droits des associations ou fédérations de fonc-

____

(1) On consultera avec fruit à propos du procès Fédération des Amicales des Instituteurs c. Cardinal Luçon, l'arrêt de la Cour de Paris du 4 juillet 1911 rapporté dans la « Gazette du Palais » 1911. I. 107 ; l'arrêt de la Chambre civile de la Cour de Cassation du 4 mars 1913. — G. P. 1913. I. 380 et l'arrêt de la Cour d'Orléans du 10 décembre 1913 G. P., 1913. 2. 666.

tionnaires, enfin droits des Comités ou associations régulièrement déclarées, conformément aux prescriptions de la loi du 1er juin 1901 (association pour la répression du braconnage de France par exemple, ou comités pour la protection morale de la jeunesse et la répression de la licence des rues).

Tout autre est la situation des ligues antialcooliques dont la vie juridique ne fait qu'éclore, qu'elles soient ou non reconnues d'utilité publique.

Il convient en conséquence d'étudier sous des paragraphes différents l'action possible des syndicats professionnels et celle des ligues contre l'alcoolisme.

*
* *

§ I. — *Action des syndicats formés conformément à la loi de 1884 pour la défense des intérêts généraux du commerce des boissons.*

En formulant ainsi dans l'article 14 de la loi nouvelle les droits spéciaux reconnus aux syndicats de défense des intérêts généraux du commerce des boissons, le législateur affirme sa volonté de créer entre la « société » représentée par le Ministère public et l'individu, des entités juridiques nouvelles, ayant des pouvoirs parfaitement déterminés. Aujourd'hui, tout le monde (1) est d'accord pour admettre les points suivants : 1° les syndicats peuvent prendre la défense des intérêts « collectifs » de la profession qu'ils représentent et non celle des intérêts « individuels » des membres qui les composent ; 2° le total des intérêts individuels de ceux-ci ne forme pas l'interêt professionnel collectif.

La base générale des actions des syndicats se trouve dans les articles 3 et 6 de la loi fondamentale de 1884.

ART. 3. — « Les syndicats professionnels ont exclusivement pour objet l'étude et la défense des intérêts économiques, industriels, commerciaux et agricoles. »

ART. 6. — « Les syndicats de patrons ou d'ouvriers auront le droit d'ester en justice. »

L'action d'un syndicat professionnel (2) est recevable à la double condition qu'elle tende à la défense des intérêts économiques de la profession et qu'il y ait « corrélation entre le préjudice éprouvé par le syndicat qui représente ces intérêts et le fait général du préjudice. »

---

(1) Voir le très intéressant rapport de M. le Conseiller Falcimaigne dans le Dalloz, 1914, 1ʳᵉ partie, p. 66.

(2) Conclusion de M. le Procureur Général Sarrut, *ib.*

Partant de cette double notion, la Cour de cassation avait refusé le bénéfice de la législation des syndicats aux médecins, parce qu'ils « n'ont à défendre aucun intérêt industriel, commercial ou agricole, ni, par suite, aucun intérêt économique se rattachant d'une façon générale à l'un des intérêts précédents » (1). A cette solution, dont la rigoureuse exactitude n'était pas contestable, le législateur a répondu en insérant dans la loi du 30 novembre 1892 sur l'exercice de la médecine, l'art. 13 qui accorde aux médecins, chirurgiens-dentistes et sages-femmes le droit de se constituer en associations syndicales dans les conditions de la loi du 21 mars 1884, pour la défense de leurs intérêts professionnels à l'égard de toutes personnes autres que l'Etat, les départements et les communes, et l'article 17 § 2 qui dispose :

En ce qui concerne spécialement l'exercice illégal de la médecine, de l'art dentaire ou de la pratique des accouchements, les médecins, les chirurgiens-dentistes, les sages-femmes, les associations de médecins régulièrement constituées, les syndicats visés dans l'article 13, pourront en saisir les tribunaux par voie de citation directe donnée dans les termes de l'art. 182. C. instr. crim., sans préjudice de la faculté de se por-

---

(1) Rapport Falcimaigne.

ter, s'il y a lieu, partie civile dans toute poursuite de ces délits intentée par le ministère public. »

Poursuivant son œuvre de progrès, le législateur dans la loi du 11 juillet 1906, relative à la protection des conserves de sardines, de légumes et de prunes, contre la fraude étrangère, insérait cet article 6 § 3.

« Les actions résultant de la présente loi peuvent être exercées par : 3° les syndicats professionnels régulièrement constitués, représentant une industrie intéressée à la repression de la fraude. »

« Une pensée analogue a inspiré l'article 9 de la loi du 29 juin 1907, tendant à prévenir le mouillage des vins et les abus du sucrage, qui est ainsi conçue :

« Tous syndicats formés, conformément à la loi du 21 mars 1884 pour la défense des intérêts généraux de l'agriculture ou de la viticulture, ou du commerce et trafic des vins, pourront exercer sur tout le territoire de la France et des colonies les droits reconnus à la partie civile par les articles 182, 63, 64, 66, 67 et 68 C. inst. crim., relativement aux faits de fraudes et falsifications des vins, prévus par les lois du 14 août 1889, 11 juillet 1891, 24 juillet 1894, 6 avril 1897, 1er août 1905, 6 août 1905 et par la présente loi, ou recourir, s'ils le préfèrent, à l'action ordinaire devant le tribunal civil, en vertu des articles 1382 et suivants du Code civil. »

Enfin dans l'article 2 de la loi du 5 août 1908, modifiant l'article 11 de la loi du 1er août 1905 sur la répression des fraudes dans la vente des marchandises et des falsifications des denrées alimentaires et des produits agricoles et complétant cette loi par un article additionnel, le Parlement stipulait :

« Tous syndicats, formés conformément à la loi du 21 mars 1884 pour la défense des intérêts généraux de l'agriculture ou de la viticulture ou du commerce et trafic des boissons, eaux-de-vie naturelles, alcools de fruit, denrées alimentaires, produits agricoles, engrais, produits médicamenteux, marchandises quelconques, pourront exercer sur tout le territoire de la France et des colonies, les droits reconnus à la partie civile par les articles 182, 63, 64, 66, 67 et 68 du Code d'instruction criminelle, relativement aux faits de fraude et de falsifications prévus par les lois en vigueur, ou recourir, s'ils le préfèrent, à l'action ordinaire, en vertu des articles 1382 et suivants du code civil. »

Je m'excuse auprès du lecteur de donner ces textes, mais c'est à dessein que je les reproduis au fur et à mesure de l'énoncé des manifestations libérales du législateur.

Que l'on compare ces articles à l'article 14 de la loi du 9 novembre 1915 que nous étudions, on se rendra compte de leur identité.

Or, ce sont les droits résultant de ces textes

de lois que la Cour de Cassation, toutes chambres réunies, a discutés après un magistral rapport de M. le Conseiller Falcimaigne et des conclusions très nettes de M. le Procureur Général Sarrut, auxquels nous avons fait des emprunts.

Ce sont ces droits que la cour Suprème a précisés dans le fameux arrêt du 5 avril 1913 (Perreau, contre Syndicat national de défense de la viticulture française).

Ce sont ces droits qui appartiennent aujourd'hui (art. 14 de la loi du 9 novembre 1915) *aux syndicats formés, conformément à la loi du 21 mars 1884, pour la défense des intérêts généraux du commerce des boissons.*

L'arrêt des Chambres réunies se résume ainsi :
1° L'action civile exercée par un syndicat professionnel est recevable, lorsqu'elle a pour objet, non de donner satisfaction aux intérêts individuels d'un ou plusieurs de ses membres, mais d'assurer la protection de l'intérêt collectif de la profession envisagée dans son ensemble et représentée par le syndicat professionnel.

2° Notamment, est recevable l'action civile du Syndicat national de défense de la viticulture française à propos d'un délit de fabrication de vin par addition d'eau et la mise en vente de ce vin falsifié, ce délit portant atteinte directement aux intérêts économiques, commerciaux et agricoles, dont la défense rentre es-

sentiellement dans la mission légale de ce syndicat professionnel.

L'espèce était simple. Le 27 septembre 1907 un prélèvement de vin avait été opéré chez un débitant ; à l'analyse l'échantillon avait été reconnu mouillé.

Le marchand de vins ayant déclaré qu'il l'avait reçu dans cet état d'un sieur Perreau, marchand en gros, celui-ci avait été poursuivi en correctionnelle et le Syndicat national de défense de la viticulture française, partie civile intervenant, avait obtenu en définitive de la Cour de Paris confirmant en cela la décision des premiers juges, 2.000 francs de dommages-intérêts, motifs tirés de ce que le préjudice causé au Syndicat national de défense de la viticulture française résultait non seulement de la déconsidération que la fraude commise par Perreau jetait sur le produit naturel, mais encore du fait qu'elle déterminerait une baisse du prix de vin correspondant à la quantité d'eau qui se trouvait livrée à la consommation sous le nom de vin.

La Chambre criminelle saisie par le pourvoi de Perreau avait cassé l'arrêt décidant :

« Que les motifs invoqués par la Cour de Paris et relatifs à la concurrence subie par les négociants scrupuleux, n'impliquent nullement que le syndicat lui-même ait éprouvé un préjudice, et qu'en supposant qu'ils visent des commerçants, membres du Syndicat, ils ne sont applicables qu'à leurs intérêts individuels et non aux intérêts du syndicat. »

Mais la Cour de Rouen, faisant violence à la Chambre criminelle, avait maintenu dans ses termes exprès la décision de la Cour de Paris.

La Cour de Cassation, toutes chambres réunies, sanctionnait la thèse des Cours d'Appel par un arrêt du 15 avril 1913 :

« Attendu que des qualités de l'arrêt attaqué il appert que le Syndicat National de la viticulture française est intervenu, en qualité de partie civile dans la poursuite intentée par le Ministère public contre le sieur Perreau sous inculpation de falsification de vin par addition d'eau et de mise en vente de vin qu'il savait être falsifié ; — attendu que, pour déclarer cette intervention recevable et fondée, l'arrêt s'est basé sur ce que le préjudice, dont la réparation était demandée, résultait non seulement de la déconsidération que la fraude commise jetait sur le produit naturel, mais encore du fait que cette fraude déterminait une baisse du prix du vin, correspondant à la quantité d'eau livrée à la consommation sous le nom de vin ; — attendu qu'en statuant ainsi, la Cour de Rouen n'a violé aucun des textes visés au moyen ; — attendu, en effet, d'autre part, que l'action civile exercée par le Syndicat National de défense de la viticulture française n'avait pas pour objet de donner satisfaction aux intérêts individuels d'un ou de plu-

sieurs de ses membres, mais bien d'assurer la pro
tection de l'intérêt collectif de la profession, envisagée dans son ensemble et représentée par le Syndicat, dont la personnalité juridique est distincte de
la personne de chacun de ceux qui la composent ; —
attendu, d'autre part, que les deux causes de préjudice retenues par l'arrêt attaqué était de nature à
atteindre directement les intérêts économiques, commerciaux et agricoles, dont la défense rentre essentiellement dans la mission légale des syndicats professionnels, aux termes de l'art. 3 de la loi du 21
mars 1884. Par ces motifs, rejette.

Les syndicats constitués pour la défense des
intérêts généraux du commerce des boissons
savent donc *exactement* quelle est l'étendue de
leurs droits.

*
* *

Les Associations constituées pour la lutte
contre l'alcoolisme ayant obtenu la reconnaissance d'utilité publique, qui figurent dans
l'art. 14 de la loi du 9 novembre 1915 sur le
même rang que les syndicats professionnels,
peuvent-elles se réclamer de la même jurisprudence ?

Telle est la question que nous avons à résoudre. Comme dit M. Maurice Barrès : « Voilà
le point névralgique. Prenons-le de face. Ne l'é-
vitons pas. »

§ II. — *Action des associations constituées pour la lutte contre l'alcoolisme, ayant obtenu la reconnaissance d'utilité publique.*

Nous nous trouvons ici, avec le texte de l'article 14, en présence d'une nouveauté du législateur. C'est la première fois, en effet, qu'une loi étend à une Association dont le but est purement moral, le bénéfice des actions reconnues depuis assez longtemps aux Syndicats et aux Associations professionnelles.

Quel était donc l'état de la question avant la loi qui nous occupe ?

Ici, il nous faut encore ouvrir les recueils de Jurisprudence.

Notre attention est tout d'abord fixée par le procès *du Comité de vigilance et Bouchard contre Geissler et Syndicat « l'Avenir forain »*, qui a fait l'objet d'une longue étude dans le *Bulletin de la Société Centrale des Prisons* (1). Nous regrettons la modestie de l'auteur de la très intéressante dis-

---

(1) *Bulletin de la Société Centrale des Prisons*, année 1913, p. 1203.

sertation. Il n'a pas signé son œuvre. Nous serons donc dans l'impossibilité de faire connaître son nom, en citant des extraits de son étude.

Voici quel était le procès :

Le Comité bordelais de Vigilance pour la protection morale de la jeunesse et la répression de la licence des rues, ne pouvant parvenir à mettre en mouvement le Parquet auprès duquel il s'était plaint qu'un sieur Geissler, directeur d'un établissement forain dit Musée pathologique, exhibait des pièces d'anatomie et que cette exhibition constituait l'infraction d'outrage aux bonnes mœurs prévue et réprimée par la loi du 2 août 1882, modifiée par la loi du 16 mars 1898, avait cité directement en police correctionnelle cet individu pour s'entendre condamner à 1.000 francs de dommages-intérêts en réparation du préjudice causé à leur Association.

Nous allons suivre les débats, mais disons de suite que, pendant que le procès du Comité bordelais se poursuivait, le tribunal de Rennes était saisi par le Procureur de la République de ce ressort, de poursuites contre les gérants de trois Musées anatomiques — dont un était sujet allemand — pour avoir exposé aux yeux du public identiquement les mêmes modèles que ceux que le Comité avait dénoncés dans la Gironde et que la police et le parquet regardaient

à Bordeaux d'un œil bénévole. Or, ce tribunal
a condamné ces trois tenanciers. Le 4 novembre
1913, la Cour d'appel de Rennes confirmait ces
jugements et aggravait même la peine contre l'un
des prévenus en prononçant une peine d'emprisonnement. Enfin la Cour de Cassation a rejeté
le pourvoi formé contre cet arrêt, le 23 janvier 1913.

Laissons maintenant la parole à l'auteur de
l'étude parue dans le *Bulletin de la Société Centrale des Prisons* :

« La poursuite intentée par le Comité de Vigilance
soulevait une question toute juridique, dont il est
difficile d'exagérer l'importance. Nous voulons parler
du droit des personnes morales de mettre l'action publique en mouvement. Le tribunal de Bordeaux l'a
résolue négativement, en déclarant irrecevable l'action
directe que le Comité de Vigilance intentait contre les
tenanciers des musées anatomiques. Mais écoutez, je
vous prie, les considérants de ce jugement. Ils en
valent assurément la peine :

(Jugement du tribunal correctionnel de Bordeaux du
  14 août 1909) — .... Attendu que le Comité de Vigilance représente une association formée conformément à la loi de 1901 ; qu'il est incontestable
  qu'il a le droit d'ester en justice, mais que comme
  plaideur il doit justifier d'un intérêt.

Attendu, en l'espèce, qu'il s'agit de la lésion d'un intérêt purement moral, que l'outrage aux bonnes
  mœurs est essentiellement relatif suivant les ob-

jets, les personnes, les sexes, les époques, les pays. Que telle image, telle chose peut être obscène aux yeux des uns et ne pas l'être aux yeux des autres ; qu'en tous cas ce qui peut choquer la pudeur de femmes, d'enfants, d'adolescents même, ne peut porter aucun ombrage à des gens d'âge mûr et à des vieillards. Que telle profession s'exerce au milieu des spectacles qui seraient obscènes pour d'autres ; que ce qui, au XVIIe et au XVIIIe siècle, aurait choqué la pudeur contemporaine, paraissait au contraire naturel à ces époques de morale moins raffinée ; que les costumes sommaires de certains peuples qui n'excitent ni curiosité sensuelle, ni passion dans leur milieu, seraient condamnés comme immoraux en Europe.

Qu'il est assez difficile, dès lors, de concevoir qu'une personne morale qui n'est qu'une abstraction, ait une pudeur susceptible de souffrir d'exhibitions ou spectacles qu'elle ne peut percevoir, et dans quelle mesure elle peut être offensée ou ne pas l'être, le déli d'outrages aux bonnes mœurs étant si arbitraire et si conventionnel.

« Le Comité prétendait seulement que les tenanciers des musées avaient exhibé de pures saletés pour attirer le public dans leurs baraques et qu'ils avaient ainsi commis un outrage à la morale publique, non pas à la morale que pratiquaient les patriarches, ou les Grecs et les Romains, non pas à la morale des Iroquois ou des Hurons, non pas à la morale particulière de Pierre, de Paul ou de François, mais à la morale élémentaire qui est la nôtre, celle de notre temps, qui n'a rien d'incertain ni de subjectif, en un mot à cette

morale que le législateur a voulu protéger, défendre et
garantir quand il a incriminé le délit d'outrage aux
mœurs.

La Cour d'appel de Bordeaux à laquelle ce jugement a été déféré par toutes les parties, a donné la
même solution que le tribunal. Mais elle n'a pas cherché les raisons de sa décision dans le fondement phi-
losophique de la morale évolutionniste.....

Cet arrêt est ainsi conçu :

« En ce qui concerne l'action du Comité bordelais de
vigilance pour la protection morale de la jeunesse
et la répression de la licence des rues ;

Attendu que ce Comité a été formé conformément aux
prescriptions de la loi du 1er juillet 1901 et qu'il
constitue une association déclarée ; que cette association a, comme un syndicat professionnel, le
droit d'ester en justice ;

Mais attendu qu'on ne saurait, relativement à l'exercice et à l'étendue de ce droit, assimiler arbitraire-
ment ladite association à un syndicat professionnel ; qu'elle s'en différencie en ce qu'elle n'est pas
formée entre personnes exerçant la même profession industrielle, commerciale ou agricole, et
qu'elle ne peut, par suite, avoir la prétention d'a-
gir en vertu d'un intérêt professionnel ou corporatif ; que son action est donc irrecevable comme
dénuée d'intérêt, aucun préjudice ne pouvant résulter pour elle de l'infraction poursuivie ;

Attendu, au surplus, que par cette infraction serait
lésé le corps social et qu'elle ne peut substituer son
action à celle du Ministère public, seul chargé de

poursuivre la répression des faits délictueux où l'ordre public est intéressé.....

La Cour d'appel, on le voit, accepte simplement la doctrine classique et traditionnelle et fait strictement application de principes qui paraissent très sûrs. L'action civile n'appartient qu'à ceux qui ont été lésés directement et personnellement par le délit. Or, le Comité bordelais n'avait subi aucun préjudice, ni matériel, ni moral, du fait de l'outrage aux mœurs dont il se plaignait. Il ne pouvait prétendre et ne prétendait en effet, ni que son patrimoine matériel eût éprouvé un dommage, ni que sa dignité, sa considétion ou son honneur eussent subi une atteinte quelconque parce qu'un tenancier avait exhibé des modèles obscènes sur le champ de foire. *N'ayant donc aucun intérêt né et actuel, il n'avait pas d'action.* »

L'arrêt de la Cour de Bordeaux du 7 mai 1913 a fait objet d'un pourvoi. Le 18 octobre la Chambre criminelle de la Cour de Cassation l'a rejeté par un arrêt ainsi conçu :

Sur l'unique moyen pris de la violation des articles 1 et 6 de la loi du 1er juillet 1901, 1, 2, 3, 63, 64 et 182 du Code d'Instruction criminelle et 7 de la loi du 20 avril 1810, en ce que l'arrêt attaqué a déclaré l'association demanderesse irrecevable à citer devant le tribunal correctionnel l'auteur d'un délit lésant les intérêts collectifs qu'elle représente, en se fondant exclusivement sur ce que ladite association ne pouvant être assimilée à un syndicat professionnel ni agir en vertu d'un intérêt professionnel ou corporatif, ne pouvait avoir subi aucun préjudice du fait pour-

suivi, et qu'au surplus il s'agissait d'une infraction,
susceptible de léser le corps social, dont la poursuite
était réservée au Ministère public ;

« Attendu que, si aux termes des articles 1 et 3
et 63 du Code d'Instruction criminelle, l'action civile
est ouverte au profit de toute personne qui se pré-
tend lésée par un crime, un délit ou une contravention, cette action n'est recevable et ne peut mettre en
mouvement l'action publique que la partie qui l'in-
tente a été personnellement et directement lésée par
l'infraction ;

« Attendu que le *Comité bordelais de Vigilance pour
la protection morale de la jeunesse et la répression de la
licence des rues*, association déclarée conformément
aux dispositions de la loi du 1er juillet 1901, a cité, en
qualité de partie civile, Geissler Hermann devant la
juridiction correctionnelle pour le faire condamner à
des dommages-intérêts comme prévenu d'avoir commis, par l'exhibition d'objets obscènes, le délit d'outrage aux bonnes mœurs prévu et puni par la loi du
2 août 1882 ;

« Attendu que la Cour d'Appel de Bordeaux a déclaré à bon droit l'action du Comité bordelais de Vigilance irrecevable faute d'intérêt, aucun préjudice ne
pouvant résulter pour lui de l'infraction poursuivie ;
qu'en effet, reconnaître dans ces circonstances à l'association dont il s'agit le droit d'exercer une telle
action serait lui attribuer un droit qui n'appartient
qu'au Ministère public ; qu'il suit de ce qui précède
que la Cour d'appel, loin de voler les textes visés au
moyen, en a fait une exacte application ;

« Par ces motifs :

« Rejette ;... »

Cet arrêt de la Cour suprême n'avait pas été rendu quand parut dans le *Bulletin de la Société Centrale des Prisons* l'étude, si intéressante pour la question qui nous occupe, relative aux droits des personnes morales.

Poursuivons notre citation (1) :

Les personnes morales sont aujourd'hui reconnues, organisées par la loi ; elles se forment librement, sans autorisation, par la seule volonté des contractants ; elles vivent et elles agissent, voilà le fait. Or, en permettant la constitution de tous ces groupements ayant les buts les plus divers, scientifiques, charitables, professionnels, politiques ou religieux on a rendu nécessaire la création d'un droit nouveau, dont les principes essentiels et les nécessités logiques ne s'accordent plus du tout avec nos vieux codes individualistes. De là naît un impérieux besoin de reviser et de corriger des théories juridiques qui avaient paru jusqu'ici indiscutées, de faire pénétrer dans notre pratique juridique des idées nouvelles qui brisent les vieux cadres auxquels nous sommes accoutumés et qui choquent lourdement nos concepts traditionnels.

L'affirmation de l'existence d'intérêts collectifs jusqu'ici inaperçus, comportant par voie de conséquence le droit d'en poursuivre la réalisation en justice, paraît une des premières et des plus essentielles de ces idées nouvelles. D'abord, on n'a reconnu à la personne morale que le droit d'exercer les actions

____

(1) *Ibidem*. Pages 1209 et suivantes, année 1913.

relatives à son patrimoine et de demander réparation du préjudice qu'elle pouvait souffrir dans ses
biens et tout au plus dans son honneur. Personne
ne le niait, parce que, sans doute, l'Association agissait comme l'aurait fait un individu lui-même, et
que cette conception rentrait précisément dans celle
du droit individualiste.

C'est en se plaçant à ce point de vue encore que la
Cour de Bordeaux a raisonné.

... Un Syndicat qui a la garde des intérêts d'une
profession, d'un commerce, d'une industrie, pourra
ester en juste pour sauvegarder les intérêts qui lui
sont confiés, intérêts tout à fait distincts de ceux de
chaque syndiqué et qui n'existerait pas en la personne
de l'un d'eux. *L'Association a créé un intérêt collectif
nouveau.*

Voilà à peu près où nous en sommes, après l'arrêt
solennel des Chambres réunies. L'association est reconnue avoir intéret à ester en justice pour défendre
ses propres intérêts et l'intérêt collectif de tous ses
membres ou seulement de la profession. Mais faut-il
en rester là ?

Il existe maintenant un grand nombre d'associations qui poursuivent les buts les plus désintéressés.
*Or, par le fait seul qu'elles se fixent un tel but, ces asso-
ciations ne créent-elles pas un nouvel intérêt collectif?*
Lorsqu'elles sont déclarées n'ont-elles pas le droit
incontestable d'ester en justice pour tous les actes nécessaires à l'accomplissement de l'objet en vue duquel
elles ont été formées, et qui est défini par leurs statuts? C'est la formule même qu'on trouve dans certains arrêts de la Cour suprême. *Ainsi, et sous cet aspect, apparaît avec clarté, l'intérêt direct, né et actuel,*

qu'une association pour protéger la jeunesse contre la licence des rues, a de poursuivre les outrages aux mœurs.

Oui, ces conceptions nouvelles découlent du principe même de la liberté d'association. On a souvent répété que les auteurs des lois de 1884 et de 1901 n'avaient pas voulu de semblables innovations. C'est vrai ! Mais ce n'est pas la première fois qu'une réforme dépasse les prévisions de ceux qui l'ont commencée. *On n'échappe jamais aux conséquences logiques et nécessaires* que ces réformes comportent. Tôt ou tard elles s'imposent. Déjà des lois récentes ont donné expressément à des syndicats industriels ou agricoles le droit de poursuivre directement des délits de fraude ou de falsification. Mais, qu'on le comprenne bien, ces lois ne sont pas des exceptions ; elles sont tout au contraire l'application des principes que la liberté des associations a introduits dans notre droit français. L'arrêt solennel a fait un pas décisif dans cette voie. Certainement ce ne sera pas le dernier. Nous demeurons convaincus, pour notre part, que les associations à but désintéressé obtiendront, soit par les progrès naturels d'une évolution jurisprudentielle aujourd'hui commencée, soit par des réformes législatives, le droit de se porter partie civile pour assurer la défense des intérêts collectifs qu'elles représentent.

Les groupements professionnels peuvent aujourd'hui sauvegarder les intérêts de leur négoce en poursuivant eux-mêmes les fraudeurs qui empoisonnent les consommateurs. Jusqu'à quand refusera-t on à des gens désintéressés le même droit pour obtenir la condamnation de pornographies qui corrompent l'âme des enfants !

C'est parce que l'expérience a prouvé que les parquets ne poursuivaient pas assez sévèrement les délits de fraude et qu'ainsi trop de fraudeurs restaient impunis, que le législateur a permis aux syndicats d'intenter directement les poursuites. L'expérience n'est pas moins décisive en ce qui concerne certains crimes ou délits contre les mœurs. L'impunité est réellement assurée à trop de coupables. Et le procès même que le Comité de Bordeaux a soutenu avec une si louable persévérance en a fourni du moins une preuve nouvelle et frappante.

Est-il admissible qu'une exhibition de modèles qui a été condamnée à Rennes, et que la Cour de Cassation a jugé délictueuse, soit licite à Bordeaux parce que le Ministère public refuse de poursuivre les coupables ?

En clôturant cette longue citation d'une dissertation qui n'est rien moins que remarquable, qu'il me soit permis de donner au lecteur l'indication d'une autre étude très substantielle de mon confrère PAUL NOURRISSON *sur la poursuite des crimes et délits par les Associations* (Revue Pénitentiaire numéros d'avril et mai 1896. — Observations de *MM. Leloir, Félix Voisin, Bogelot, Bruyère, Granier, Henri Joly, Larnaude, Greffier, G. Picot, Tommy Martin, Louis Rivière, Camini de Vence, Bérenger, Nourrisson, Morel d'Arleux, Cheysson, le pasteur Robin.*)

Une autre décision judiciaire mérite notre attention. Elle émane également de la Cour d'Appel de Bordeaux. Elle porte la date du 9 décembre 1909 et se trouve rapportée dans le Recueil *Lois et Sports* (Année 1910, page 193).

L'arrêt est clair :

Attendu qu'en qualité de Président de la Société des Chasseurs au Fusil de la Gironde la demande de Cluzeau a été accueillie et que, dès lors, il échet d'examiner les critiques que soulève l'appelant quant à la recevabilité de l'action de ce chef ;

Attendu qu'il est de principe que la *recevabilité de l'action civile* devant les tribunaux de répression est subordonnée à ces conditions : 1° *existence d'un intérêt direct ; 2° possibilité d'un dommage sans que soit nécessaire l'existence d'un préjudice ;*

Attendu que, pour examiner si cette double condition est remplie, il est indispensable de rechercher *à la lumière des statuts* de la Société des Chasseurs au Fusil de la Gironde (statuts régulièrement déposés et publiés, ainsi que le constatent les premiers juges) quels sont la composition de cette Association et le but par elle poursuivi ;

Or, attendu à cet égard qu'aux termes de l'article premier des Statuts, l'Association est ouverte à tous les chasseurs au fusil et propriétaires habitant dans les ressorts des Cours d'Appel de Poitiers, Bordeaux, Agen et Pau ; qu'aux termes de l'art. 3, sont admis dans la Société, sur leur demande et sous certaines conditions, tous les chasseurs au fusil, propriétaires, agriculteurs ou non, porteurs d'un permis de chasse ou susceptibles de s'en voir attribuer un ;

Qu'enfin, l'Association a pour but (article premier) de protéger et d'améliorer la chasse au fusil dans le Sud, Sud-Ouest de la France, de réprimer dans toute la sphère de son action légale, les faits de braconnage, de poursuivre les colporteurs et recéleurs de gibier pris en délit, de protéger la propriété et le gibier, tant indigène que de passage ;

Qu'il ressort nettement desdits statuts qu'en se fondant, la Société a eu en vue à la fois l'intérêt des chasseurs et celui des propriétaires, qu'elle considère comme intimement liés, et ce, en protégeant en même temps que la propriété, le gibier de toute nature...

Attendu qu'étant ainsi établi l'intérêt de Cluzeau ès qualités à poursuivre, et la possibilité d'un préjudice il importe peu, au point de vue de l'application de la peine, que ce préjudice ait réellement existé ;

Que si, en effet, l'action civile est irrecevable, le juge de répression, à tort saisi, ne peut statuer ni sur l'action civile, ni sur l'action publique ; que si, au contraire, l'action civile est recevable, mais mal fondée, le juge répressif, valablement saisi, sans pouvoir accorder des dommages-intérêts, puisque la justification d'un dommage n'est pas faite, doit cependant appliquer la peine que seul le Ministère public peut requérir et qui est indépendante de la réparation civile ;

Attendu, par suite, l'action de Cluzeau ès qualité étant recevable, que la Cour ne saurait accueillir l'appel de D... quant à la peine de 50 francs d'amende contre lui prononcée ;

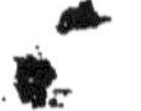

Mais attendu qu'elle ne saurait non plus l'accueillir quant au bien fondé de ladite action ; *que, pour les raisons précédemment déduites et pour celles invoquées du jugement entrepris, la Société des Chasseurs au fusil de la Gironde a réellement subi un préjudice, non seulement moral mais aussi matériel*, pour la fixation duquel la Cour a les éléments d'appréciation et dont les premiers juges ont fait une exacte évaluation.....

Ainsi le lecteur a pu juger pour quels motifs a été déclarée irrecevable l'action d'une association morale accomplissant un devoir social et pour quelles raisons un Comité de chasseurs a pu au contraire faire admettre ses poursuites et obtenir des dommages et intérêts.

Voyons maintenant la situation spéciale faite par le législateur aux Ligues formées pour combattre l'alcoolisme et reconnues d'utilité publique.

Situation juridique de la Ligue Nationale contre l'alcoolisme et des Associations similaires reconnues d'utilité publique.

La Ligue nationale contre l'alcoolisme, couronnée par l'Académie française, autorisée dans l'armée et la marine, est un établissement *reconnue d'utilité publique*. Elle est donc, *à ce titre,* investie de la personnalité civile et peut recueillir des dons et legs.

Pour pouvoir être reconnue d'utilité publique, elle a communiqué aux pouvoirs publics ses statuts qui ont été examinés attentivement. En lui accordant la reconnaissance d'utilité publique, le Gouvernement a proclamé que son but était explicitement indiqué, clairement précisé.

Lisons l'article premier des statuts :

« L'Association dite *Ligue Nationale contre l'alcoolisme fondée en 1872 sous le titre d'Association française contre l'abus des boissons alcooliques*, reconnue d'utilité publique en 1880 sous le nom de *Société française de Tempérance*, a pour but de combattre l'alcoolisme, notamment en unissant et coordonnant les efforts faits dans ce but, en favorisant la propagande par l'exemple, en provoquant les initiatives locales, en servant d'organe aux intérêts généraux de la lutte anti-alcoolique vis-à vis de l'opinion, des administrations publiques et du Parlement, en propageant, dans la mesure de ses moyens, les faits, les institutions et les idées de nature à servir cette cause et à réaliser son programme. »

Le but de l'Association est très net : *combattre l'alcoolisme.*

C'est pour l'aider à remplir cette noble mission que les pouvoirs publics, répétons-le, ont conféré à la ligue la *reconnaissance d'utilité publique.*

Or, cette ligue ne peut pas être assimilée à un syndicat professionnel. Elle n'est pas formée entre personnes exerçant la même profession industrielle, commerciale ou agricole. Elle ne peut mettre en avant aucun intérêt professionnel ou corporatif. Elle s'adresse au public, à tous les publics, ouvriers et patrons, penseurs et artistes, hommes de sports et bureaucrates.

Lui appliquera-t-on en conséquence la jurisprudence de l'arrêt de la Chambre des appels correctionnels de la Cour de Bordeaux du 7 mai 1913, confirmé par la Chambre criminelle de la Cour de cassation ? D'aucuns seraient tentés d'aller jusque-là. Cependant quand on examine de plus près la situation actuelle, que signifieraient les pouvoirs donnés par le législateur de 1915 aux ligues antialcooliques reconnues d'utilité publique, c'est-à-dire aux ligues dont les pouvoirs publics ont approuvé la mission bienfaisante *reconnue utile pour la société*, si ces pouvoirs doivent rester lettre morte ?

On convient que dans les contrats les textes doivent être interprétés dans le sens où ils sont susceptibles de signifier quelque chose et de produire effet. Il doit en être de même des lois.

Quand le législateur, dans une loi relative en définitive à la santé publique détruite par l'alcoolisme, déclare *expressément* donner tels droits déterminés *aux associations constituées pour la lutte contre l'alcoolisme ayant obtenu la reconnaissance d'utilité publique*, c'est qu'il veut qu'elles puissent exercer un droit d'action corrélatif à leur mission.

Quand le législateur, qui connaît leurs statuts, place ces associations sur le même rang que les *syndicats constitués pour la défense des intérêts généraux du commerce de boissons*, sachant à merveille que ces derniers, conformément à l'arrêt des Chambres réunis, ont un intérêt collectif *professionnel* à protéger et peuvent justifier — quelque minime soit-il — d'un préjudice lésant les intérêts économiques, commerciaux et agricoles de la collectivité de la profession, c'est en connaissance de cause. Quand le législateur donne à ces ligues les mêmes droits qu'aux syndicats, c'est-à-dire le droit d'intervenir dans la poursuite des infractions à la loi du 9 novembre 1915, soit par voie de plainte ou de citation directe devant la juridiction de répression, *soit* par voie d'action civile devant les tribunaux ordinaires (art. 1382 C. civ.), il crée à leur profit UN DROIT NOUVEAU, *le droit moderne des collectivités ayant une mission reconnue d'utilité publique à remplir*, qui pourront se plaindre à la fois d'un préjudice matériel et moral à l'encontre des individus qui, n'obéissant pas à la loi, les empêchent de remplir leur mission d'utilité publique et en conséquence portent atteinte à leur patrimoine pécuniaire ; les dépenses faites par la Ligue pour mener à bonne fin la mission que les pouvoirs publics eux-mêmes ont reconnue d'utilité publique se trouvent sans contre-partie, par conséquent faites en pure perte, par suite des actes commis par ceux qui s'insurgent contre la loi.

Il apparaît qu'il ne serait pas malaisé aux magistrats saisis de la recevabilité de l'action introduite par une association de cette sorte, d'estimer que pour la poursuite dont le législateur leur a reconnu expressément l'exercice, ces ligues contre l'alcoolisme subissent un préjudice matériel si minime soit-il et un préjudice moral certain, à l'inaccomplissement de la loi par ceux qui doivent s'y soumettre.

L'eau mélangée au vin dans l'affaire Perreau, la vente de quelques oiselets dans l'affaire de la ligue des chasseurs au fusil du Sud-Ouest n'avaient causé en définitive aux poursuivants qu'un préjudice presqu'impondérable. Du reste, pour obtenir des dommages-intérêts en invoquant l'art. 1382 du Code civil, il suffit de justifier d'un préjudice moral.

Mais pourquoi les associations non professionnelles reconnues d'utilité publique ne s'allieraient-elles pas aux syndicats professionnels? Pourquoi les efforts géminés et cristallisés de ces diverses sortes de groupements n'aboutiraient-ils pas à une action commune, judiciaire ou autre ? Pourquoi l'entente n'existerait-elle pas INTÉGRALE entre les *groupements d'intérêts* et les *groupements fondés pour sauver la nation en péril* ?

Avec ces questions nous en arrivons naturellement au troisième paragraphe de ce chapitre : *les ententes nécessaires.*

C.) Les ententes nécessaires.

Prenons immédiatement un exemple.

Aux termes de l'article 12 de la loi du 9 novembre 1915, l'ouverture d'un débit de spiritueux, en dehors des conditions légales, est punie d'une amende de 100 à 2.000 francs, sans préjudice des pénalités fiscales actuellement en vigueur, et les juges *doivent* prononcer la fermeture du débit. Or, depuis la promulgation de la loi, nombreuses déjà ont été les décisions de justice prononçant la fermeture de débits. Le jugement rendu et devenu définitif, les difficultés ont commencé.

Comment doit-on faire procéder à la fermeture du débit ? Quel est le pouvoir chargé de l'exécution ?

Les Préfets refusent de s'en occuper et les procureurs n'ont pas dans leurs attributions l'exécution des décisions de justice.

Et néanmoins *il faut que la loi soit appliquée* ; il importe que les errements suivis pendant près d'un demi-siècle relativement à l'application (dois-je dire l'application ?) de la loi *sur l'ivresse publique* ne se renouvellent plus.

Il appartient aussi bien au Syndicat général de la viticulture française qu'aux ligues antialcooliques de saisir *officiellement* de la question et M. le Garde des sceaux et M. le Ministre de l'Intérieur.

Mais combien plus efficace sera leur intervention si les pouvoirs publics constatent, dans une seule et même requête, les doléances communes des syndicats professionnels et des ligues antialcooliques. Leurs intérêts, ici plus particulièrement pécuniaires, là plus particulièrement moraux, ne sont pas contradictoires. Qu'ils s'allient donc ! En tous cas l'essai d'une entente est à tenter.

Supposons l'entente faite, imaginons les délégués de ces deux groupes ayant en mains le texte exact d'une décision de justice passée en force de chose jugée. Les juges ont ordonné dans telle ville la fermeture du débit de boissons, sis telle rue, tel numéro, appartenant à telle personne désignée.

Que *conjointement* ils fassent dresser un constat de la non fermeture du débit ; que *conjointement* ils fassent dénoncer ce constat tant au tenancier qu'à M. le Procureur de la République ; que *conjointement* ils présentent requête à M. le Président du tribunal civil du siège afin d'être autorisés à faire apposer les scellés sur la porte d'entrée du débit ; que *conjointement* ils assignent le tenancier impénitent en vertu de l'art. 1382 du Code civil afin d'obtenir deux choses : 1º des *dommages-intérêts* envers les associations (la continuation de l'exploitation d'un débit de spiritueux dont la fermeture a été ordonnée par jugement leur causant un préjudice matériel et moral); 2º *une astreinte de tant par jour de retard* dans l'accomplissement de la décision judiciaire pendant un mois par exemple, délai passé lequel il serait fait droit.

Cette affirmation de l'action conjointe des associations intéressées s'impose.

Plus elles montreront au législateur qu'il a eu raison de compter sur elles et plus elles obtiendront du législateur dans l'avenir.

Mais la question des ententes est plus large,
plus étendue encore que celle que nous venons
d'envisager. Dans le *Manuel général de l'Instruction primaire*, journal hebdomadaire des instituteurs et des institutrices, M. Ferdinand Buisson
a lancé un appel à tous, un cri d'alarme à la
fois et de ralliement dans un article qu'il a intitulé « *L'union sacrée contre l'alcoolisme* », repre-
nant le titre même du beau livre de M. Jean
Fidot, le directeur de la *Revue*, fondateur
de l'*Alarme, Société française* D'ACTION *contre*
l'alcoolisme.

« Ce n'est pas seulement le titre d'un livre, *écrit*
M. Ferdinand Buisson, c'est un coup de clairon qui appelle aux armes. Ne voyez pas là une métaphore ! il
s'agit bel et bien d'une entrée en campagne qui tranche
avec tout ce que nous avons vu jusqu'ici. »

Et après avoir fait du livre de M. Jean Finot
un éloge mérité auquel nous nous associons de
grand cœur, le grand universitaire dont chacun
connaît la loyauté et le caractère ajoute :

Que la merveille de transfiguration qui s'est produite sur la ligne de feu se répète dans la masse de la
nation ! Qu'une voix parle dans la conscience publique

aussi clair et aussi haut qu'elle a parlé dans celle de
nos soldats : elle nous fera faire des miracles pareils.
A l'arrière aussi, le salut de la France est à ce prix,
que toutes ses forces, liées en un seul et sublime élan,
réalisent, en effet, comme devant l'autre ennemi, l'U-
nion sacrée !

Est-il possible, ce suprême et unanime effort ? Ne
perdons pas notre temps à nous le demander. Faisons mieux : pour prouver le mouvement, marchons.
Prêchons l'union en nous unissant.

Il y a dans ce pays un capital immense de bonnes
volontés qui s'ignorent : commençons par les révéler
à elles-mêmes. Il y a d'innombrables sociétés prêtes
à combattre l'intoxication alcoolique. Les leçons de
la guerre aidant, qui sait s'il n'existe pas déjà, à
l'heure actuelle, en France, une majorité de braves
gens et de gens de bon sens capables de vouloir le salut de leur pays et même de briser, pour cela, toutes
les oppositions, celles des intérêts, celles des habitudes, celles même de la politique ou de ce qu'on appelle ainsi ?

Sortons donc du régime de l'action isolée, des initiatives spécialisées, des prédications de chapelle. Nous
demandons à l'*Alarme*, nous demandons à toutes les
autres associations grandes et petites qui s'intéressent
à cette question de vie ou de mort pour la France,
d'accepter le principe d'une prochaine conférence d'entente et, pour employer le mot du jour, de coordination entre alliés.

Pour avoir tout de suite son vrai sens, cette réunion serait placée sous les auspices et sous l'autorité
de ces savants illustres dont le nom seul est un drapeau ; tels le professeur Debove, le doyen Landouzy,

le professeur Roux, de l'Institut Pasteur, pour ne citer que les titulaires des plus hautes fonctions auxquelles se joindraient plusieurs de leurs confrères de l'Académie de médecine et de l'Institut.

Qui prendrait part à cette délibération en vue d'une action commune éventuelle ? Ce ne seraient pas seulement les groupements antialcooliques, mais le Président ou le délégué des grandes associations qui expriment les tendances diverses de l'esprit national, Ligue Française, Ligue des droits de l'homme, Ligue des patriotes, Ligue de l'enseignement, Ligue d'éducation morale, les représentants de la Fédération des Amicales d'instituteurs et ceux de l'enseignement libre, laïque ou confessionnel, ceux des Chambres de Commerce et des Syndicats ouvriers, du Conseil national des femmes, — je cite au hasard, sans prétendre faire une liste, mais seulement pour indiquer le caractère très large de cette Confédération générale de l'antialcoolisme. Je n'ai pas eu à aller bien loin pour en chercher la composition : on voit que je me borne à reproduire celle du Comité du Secours National. C'est qu'elle a fait ses preuves et qu'il n'y a ni symbole plus clair de l'Union sacrée, ni preuve plus éclatante de ce qu'elle peut faire.

Là doivent s'arrêter les suggestions que nous nous permettons de soumettre à tous nos confrères de la presse, à commencer par l'auteur du livre qui les provoque.

S'ils acceptent l'idée de cette rencontre sur le terrain de la pratique et non de la théorie, c'est, pensons-nous, à l'Assemblée elle-même qu'il appartiendra d'arrêter son programme, de décider si, quand et comment, elle entend agir.

Sans effleurer aucune de ces questions, il nous sera
permis de faire remarquer, à l'appui même de notre
proposition, combien on aurait tort d'ajourner au
lendemain de la paix l'étude de tout ou partie de ce
problème. L'événement a montré ce qu'on aurait pu,
ce qu'on aurait dû faire dès les premiers jours de la
guerre. On avait si bien commencé ! D'abord par
l'interdiction de l'absinthe, ensuite par les mesures
énergiques que l'autorité militaire appliqua dans la
zone des armées. C'est cela même qu'il y a lieu de
reprendre résolûment, non pas après la guerre, mais
pendant la guerre.

Au mois d'octobre dernier, le Conseil des Ministres
adoptait un décret interdisant la vente de l'alcool
aux femmes et aux mineurs jusqu'à dix-huit ans. Mesure partielle, représentant un minimum de protection de la race. Quelques jours après, le Ministre de
l'Intérieur, par une· circulaire « d'une très grande
bienveillance », recommandait aux Préfets « d'apporter des atténuations nécessaires », « d'éviter des
rigueurs inutiles, d'user de tolérance envers les débitants » et « d'admettre notamment que la consommation des boissons alcooliques soit tolérée pour
les femmes au cours de la journée comme accessoire
de la nourriture. » Et les choses en sont restées là.

Ne serait-ce pas à cet acte de faiblesse que pourrait
tout d'abord s'attaquer le groupement dont nous demandons la formation ?

Il se peut qu'il entre dans cette voie, en s'attachant
tout de suite à un programme minimum immédiatement réalisable ; ou qu'il aborde l'examen d'autres
solutions parlementaires et extra-parlementaires ;
qu'il s'efforce de hâter la mise en discussion du projet

de M. Ribot sur le régime de l'alcool et l'abolition du privilège des bouilleurs de cru, ou encore qu'il demande l'application plus rigoureuse des lois existantes.

Nous n'avons qu'une seule observation à présenter : il faudra se mettre d'accord sur une proposition. Si les forces se partagent entre plusieurs, même excellentes, toutes échoueront. Mais nous ne craignons pas cette dispersion des efforts. Attendons la réunion constitutive. Il suffira qu'elle ait lieu pour qu'on s'aperçoive qu'il y a quelque chose de changé.

Et le seul fait de l'entrée en scène de la nouvelle Union sacrée aura comblé le souhait final de M. Jean Finot :

« Travaillons tous, croyants ou libres-penseurs, catholiques, protestants ou juifs, libéraux ou réactionnaires, contre le mauvais vouloir de ceux qui transforment le plus beau jardin du monde, la France, en un vaste débit de spiritueux où se perdrait tôt ou tard la santé physique et morale de la plus noble des nations ! »

Voilà la vérité, voilà la voie tracée.

En route pour la Croisade. Venez tous vous ranger sous notre bannière, ô vous qui avez vu le vice qui s'étale, paysans et ouvriers, bourgeois et intellectuels, gens du Midi et du Septentrion, vous qui vivez aux marches de l'Est pays des absinthes et des eaux-de-vie de fruits, vous qui regardez le soleil se coucher dans les flots de l'Océan, dans ces contrées de Nor-

mandie et de Bretagne dévastées par l'alcool
et l'alambic.

Venez vers nous, sans distinction d'opinions,
sans préoccupation de croyances (1).

------

(1) On lit dans le *Bulletin* du 4 juin 1916 de l'*Alliance républicaine démocratique.*

LE COMITÉ D'UNION NATIONALE
CONTRE L'ALCOOLISME

A l'heure même où, dans le dernier numéro de nôtre
journal, l'auteur de *La Croisade* proclamait la nécessité
des *Entenles nécessaires* contre l'alcoolisme, l'inlassable Président de la *Ligue des Droits de l'Homme*, M. Ferdinand
Buisson, prenait l'initiative d'une conférence destinée à
coordonner l'action énergique non seulement de toutes
les Sociétés antialcooliques, mais des divers groupements sociaux décidés à faire aboutir l'effort si méritoire
de ces Sociétés.

Son appel réunissait immédiatement plus de deux cents
signatures de personnes appartenant à tous les milieux
sociaux et politiques sans souci des divergences reli-
gieuses ou philosophiques.

Le but : Une coalition nationale pour vaincre ce grand
ennemi de la nation : l'*Alcoolisme.*

La conférence a eu lieu au Musée Social le samedi
27 mai 1916, à deux heures et demie. C'est une date à retenir. L'initiateur du mouvement, M. Ferdinand Buisson,
dont le talent oratoire est fait tout de précision et de
clarté, a défini l'objet de la réunion. *Il faut l'unanimité*
dans les décisions que prendra notre groupement composé d'in-
dividualités venues de tous les points de l'horizon français. La
question que nous devons solutionner est une question de dé-

Parmi les lettres d'encouragement que m'aura values la présente campagne, qu'il me soit permis de citer ce mot de M. Ferdinand Buisson : « Je vous remercie vivement de votre bienveillante

---

fense nationale. On devrait pouvoir compter sur les pouvoirs publics, comptons d'abord sur nous-mêmes. Tous les ennemis de l'alcool sont les véritables amis de la France. La France n'a pas voulu mourir violemment sous les coups de l'ennemi héréditaire, elle ne doit pas mourir lentement et irrémédiablement en s'intoxiquant.

Voilà des formules qui cristallisent des pensées, qui synthétisent un programme.

L'Assemblée a appelé par acclamation au bureau, comme président, M. Appell, de l'Institut, doyen de la Faculté des Sciences, président du *Comité du Secours National ;* comme vice-présidents : M. Debove, secrétaire perpétuel de l'Académie de Médecine, président de la *Ligue Nationale contre l'alcoolisme ;* M. Lavisse, de l'Académie française, président d'honneur de la *Ligue Française ;* le docteur Emile Roux de l'Institut, directeur de l'Institut Pasteur ; M. Ferdinand Buisson, *président de la Ligue des Droits de l'Homme.*

Dès la première séance l'Assemblée a fait acte d'existence. Après une brillante discussion à laquelle ont pris part MM. Colson, de l'Institut ; Bonnet, Charles Benoist, Schmidt, députés ; Maria Verone et Charles Mathiot, avocats à la Cour; Joseph Reinach ; L. Dubreuilh, secrétaire du *Parti socialiste ;* Poisson, secrétaire général de la Fédération nationale des Coopératives ; Paul Bureau, professeur à l'Institut catholique, etc..., elle a voté cet ordre du jour :

« La conférence invite les pouvoirs publics à supprimer immédiatement et entièrement le privilège des bouil-

attention. Puisse votre exemple être imité et
nous pourrons espérer que, comme me l'écrit
le Président d'une œuvre catholique, tous les
braves gens sans distinction tiendront à hon-

---

leurs de cru et à appliquer exactement les lois et décrets
concernant l'alcoolisme.

« A cet effet, la conférence, sans prendre parti sur l'ensemble des dispositions financières du projet de M. le
Ministre des Finances, demande que l'incorporation des
dispositions législatives sur le privilège des bouilleurs
de cru soit maintenue dans le projet des douzièmes provisoires ».

L'Assemblée a donné mandat à son bureau de lui proposer, lors d'une prochaine séance, la nomination d'un
comité qui prendra le nom de « Comité d'union nationale
contre l'alcoolisme ».

Provisoirement, les communications peuvent être
adressées à M. Riémain, secrétaire, boulevard Saint-
Germain, 147.

Avant la clôture de la séance, notre ami et collabora-
teur, M. Charles Mathiot — qui avec le talent que l'on
sait, poursuit ici même depuis quatre mois sa *Croisade*
contre l'alcoolisme — a fait cette déclaration soulignée
par les applaudissements unanimes de la Conférence :

« Je suis officiellement autorisé par le Président et le
Secrétaire général de l'*Alliance républicaine démocratique*, à
déclarer au Comité d'union nationale contre l'alcoolisme qui
vient d'être constitué, que les colonnes du bulletin de
l'*Alliance* seront ouvertes aux comptes-rendus des séances
ou aux communiqués du bureau du Comité, qui pour-
suivra avec une énergie inlassable, dont sont garantes
les hautes personnalités qui le composent, la lutte contre
l'ennemi du dedans : l'alcool. »

neur de faire la chaîne pour tâcher d'éteindre le feu. »

Alors elle représentera la vérité, cette superbe image que répand dans le public l'artiste-graveur Coquemer : le coq gaulois fier et superbe lançant aux nues son cocorico ; autour de lui les drapeaux des nations alliées, largement déployés, au ciel un soleil d'or resplendissant, partout des lauriers et sur le piédestal où il se dresse ces deux mots : deux ennemis, l'Allemand, l'alcool.

La victoire contre l'Allemand est en marche. *Mobilisons-nous contre l'alcoolisme.*

CHAPITRE V

A QUI LA FAUTE ?

A qui la faute ? Qui est responsable de l'apparition, de la germination, de l'incroyable développement de ce mal, plus terrible peut-être
que la guerre, à cause de sa permanence, et qui
constitue *l'Autre Danger* ? (1)

---

(1) Extrait d'un article de Victor Cambon dans l'*Echo de Paris*.

LA CHERTÉ DES FRETS ET L'ALCOOLISME

La cherté des frets, provenant de l'engorgement croissant de nos ports par les marchandises américaines et
anglaises, est lié au problème si grave de la répression
de l'alcoolisme. Cette cherté est provoquée par la réquisition des navires de commerce pour les transports militaires, par l'immobilisation du commerce allemand, la
piraterie des sous-marins allemands, la lenteur déplorable
du déchargement dans nos ports.

Cette lenteur est due en partie à l'insuffisance des quais
de débarquement et de l'outillage mécanique de nos ports.
Elle est aussi le résultat de l'alcoolisme invétéré des
« Dockers ».

Voici ce qu'écrit à cet égard un capitaine au long cours,
du port du Havre :

« L'énervante lenteur que vous avez constatée vient

Synthétisant la pensée manifestée par les Poincaré, les Ribot, les Barthou, les Clémenceau, les Jonnart, les Siegfried, et par tant d'hommes actifs et laborieux, préoccupés avant tout de l'intérêt général et de la vie même de la nation, qui sont l'honneur et la représentation morale de notre pays, nous répondrons : *la responsabilité du mal incombe tout entière à la* **politique alcoolique.**

Oui, la politique alcoolique, née dans l'estaminet et dans le cabaret, où sur le zinc, le verre en main, se corrompt et se vicie l'électeur, ce vaincu de toutes les batailles électorales (1).

surtout du peu de rendement de nos dockers, en face des gros salaires dont ils sont gratifiés, et il n'en saurait être autrement quand, dès la prise du travail, à sept heures et demie, la plus grande partie est en état d'ivresse, et quand, après neuf heures, ils ont absorbé la *couronne* (mixture alcoolique que le bistro fabrique derrière son comptoir), ils ne respectent plus personne, sont insolents et méchants, à tel point qu'ils n'acceptent aucune observation, que les officiers du port et le personnel des ponts sont menacés, insultés et parfois frappés. Comment voulez-vous que dès lors le travail ne soit pas lent ?

« Le mal est tangible, indiscutable. Le remède : supprimer radicalement l'alcool pendant la durée des hostilités. »

(1) On lit dans le *Bulletin de l'Alliance Républicaine Démocratique* du décembre 1916.

La Ligue nationale contre l'alcoolisme a fait une démarche auprès du ministre de l'Intérieure, afin que les

La politique alcoolique, alimentée par l'or
sorti de l'alambic avec la coulée de cette *eau-de-
mort*, ironiquement dénommée *eau-de-vie*. La politique alcoolique, qui tolère les multiples ré-
clames des producteurs de boissons intoxiquées,
qui admet dans la Légion d'Honneur ceux qui
elèvent de scandaleuses fortunes en détruisant
la race.

La politique alcoolique qui, ayant fait des débitants de poisons les Grands Manitous du suf-
frage universel, est arrivée à ce résultat vrai-

---

débits de boissons fussent compris dans la mesure qui
oblige les magasins à fermer à 6 heures du soir.

La lettre remise à M. Malvy dit notamment :

Nous vous présentons cette demande, non seulement
au nom de l'hygiène, mais au nom des intérêts de la
Défense nationale, la diminution de la consommation du
gaz et de charbon, qui résulterait de la fermeture des
cabarets à dix-huit heures, devant être certainement
considérable.

Nous le faisons, enfin, au nom du devoir d'économie
qui s'impose à l'heure actuelle à tous et que le gouvernement a signalé à la France.

La ligue s'est toujours soigneusement abstenue de
toutes exagérations et de toutes les violences qui, suivant
elle, nuisent à la cause qu'elle défend. Mais vous voudrez
reconnaître que ce serait donner aux violents et aux dé-
tracteurs des institutions actuelles un argument puissant
que de mettre les marchands de vins en quelque sorte en
dehors et au-dessus la loi,

Divers groupements qui poursuivent le même but que

ment unique dans l'histoire des peuples, à cet intraduisible spectacle : l'empoisonné, devenu sous l'influence nocive de l'alcool, l'homme lige de l'empoisonneur ; lui apportant sans remords le fruit de son travail, ce salaire péniblement gagné qu'il soustrait à sa femme et à ses enfants ; sûr de voir, sous l'œil d'une administration inactive sinon bienveillante, son verre se

---

la Ligue nationale contre l'alcoolisme vont appuyer cette démarche.

D'autre part, le Comité de l'Alliance d'hygiène sociale, que préside M. Léon Bourgeois ministre d'État, vient de prendre la délibération suivante :

Considérant que la production actuelle de l'alcool en France est inférieure aux besoins industriels de la défense nationale, et cette situation impose à l'État la nécessité de faire des achats à l'étranger qui exigent des payements en or ;

Considérant qu'en présence de la cherté de la vie, la limitation des dépenses s'impose à tous les citoyens comme un devoir impérieux ;

Considérant que la consommation de l'alcool est non seulement inutile, mais encore nuisible, et qu'elle est une cause de déchéance physique et morale qu'il faut à tout prix faire disparaître, en vue de l'avenir de la race.

Le Comité de l'Alliance d'hygiène sociale émet le vœu :

Que tout l'alcool produit ou importé en France soit exclusivement réservés au besoin de la défense nationale et à l'usage industriel et médical, et que la vente pour la consommation de bouche en soit prohibée.

Le Comité a chargé M. Jules Siegfried, l'un de ses vice-présidents, de soumettre ce vœu au gouvernement.

remplir, son gousset se vider, sa santé s'étioler,
ses forces disparaître pour le seul profit du bistro (1). Le bistro ! le citoyen le plus puissant du
village, le seigneur du canton, celui qui a ses
entrées à la sous-préfecture, celui avec qui

---

(1)   CONTRE L'ALCOOL

(Janvier 1917).

Voici le texte de la pétition adressée aux Chambres par
l'Union des Industries métallurgiques et minières de France :

MESSIEURS LES SÉNATEURS,
MESSIEURS LES DÉPUTÉS,

L'Union des industries métallurgiques et minières m'a
chargé d'appeler votre attention de la façon la plus pressante sur le trouble croissant que les progrès de l'alcoolisme apportent dans le rendement des usines, et sur les
retards forcés qui en découlent au point de vue de la production des fabrications de guerre.

Notre Union groupe, pour toute la France, les cinquante-cinq
grands syndicats des mines, des forges, des fonderies et de la
construction mécanique, dont les membres ont la mission de pour-
voir aux besoins essentiels de la défense nationale. Tous ces
industriels ont déclaré à maintes reprises à M. le sous-
secrétaire d'Etat de l'artillerie et des munitions, et tiennent
à déclarer aujourd'hui aux représentants du pays, qu'*ils*
ne sauraient remplir efficacement leur lourde tâche s'ils ne trou-
vaient auprès des pouvoirs publics l'appui indispensable pour
assurer à nos armées la production dont elles ont besoin.

La gravité des circonstances présentes et l'esprit de
devoir et d'abnégation qu'elles créent dans le pays com-
mandent impérieusement une mesure radicale capable de
supprimer le mal dans sa source. L'interdiction de toute

compte **M.** le Préfet, celui qui parle haut chez **M.** le Député, celui qui ne fait pas de longues stations dans les antichambres ministérielles !

La politique alcoolique, dont l'infirmière qui panse les blessures de guerre suit chaque jour les funestes effets, voyant, ici chez les sujets sains, l'admirable résurrection de la nature

---

consommation d'alcool non plus laissée à la discrétion des autorités locales, mais imposée en tous lieux et à tous les citoyens par les Pouvoirs publics, peut seule faire obstacle à la poussée alcoolique véritablement inquiétante que tout le monde constate et qui s'étend jusque dans les établissements travaillant pour la défense nationale.

Persuadés d'être, en cette circonstance, en plein accord avec l'immense majorité de la classe ouvrière, dont les organisations ont toujours réclamé que des mesures énergiques soient prises contre l'alcoolisme, nous vous conjurons de prendre, sans retard, la mesure urgente qui s'impose et qui permettra de maintenir dans la plénitude de leurs moyens physiques et de leur équilibre moral ceux qui se laisseraient aller à faiblir,

D'autre part les délégués de l'Union des industries métallurgiques et minières, réunis spécialement pour mettre en œuvre tous les moyens propres à lutter efficacement contre la tuberculose, ont décidé d'apporter à cette question d'intérêt national le concours le plus large et le plus énergique.

Mais ils sont convaincus qu'ils feront œuvre inutile et qu'ils prodigueront en vain leurs efforts, si les Pouvoirs publics laissent se propager le fléau de l'alcoolisme qui est la cause la plus efficiente de la tuberculose sous toutes ses formes.

quelles qu'aient été les interventions de la chirurgie moderne, là, chez les sujets dont le sang brûlé par l'alcool n'est plus sève puissante, la lente et incomplète convalescence quand les soins assidus peuvent écarter la mort.

La politique alcoolique représentée par ces Messieurs qui, comme l'a écrit Franc-Nohain dans l'*Echo de Paris* du 7 février 1912, « entre les intérêts du pays et leurs intérêts électoraux n'hésitent pas... », qui tiennent à établir que le *politicien*, comme tous les monstres, *se conserve dans l'alcool*, et que les vapeurs d'alcool sont l'émanation constante et naturelle des mares stagnantes.

La politique alcoolique... : c'est la politique d'hier, c'est, espérons-le, le passé (1).

Nous osons donc espérer, messieurs les Sénateurs et messieurs les Députés, que vous voudrez bien user des pouvoirs que vous tenez de la nation pour prendre sans délai, de concert avec le gouvernement, les décisions dont dépendent à l'heure présente le salut du pays et, dans l'avenir, l'existence même de la race.

Veuillez agréer, etc.

Le Président : CHARLES LAURENT.

(1) Dignes représentants du peuple, hommes intègres
Les condamnerez-vous, ces breuvages hideux
Par lesquels nous avons abruti tant de nègres
Et qui nous font souvent descendre au-dessous d'eux ?

Et voici que la guerre éclate. Et voici qu'apparaît dans toute son horreur, en face de l'ennemi héréditaire, *l'autre danger*. Et voici qu'à sa vue de tous les coins de la France s'élève la voix de ceux qui veillent.

La politique antialcoolique se dresse en face de l'autre.

Président de la République, Ministres, Généralissime, Commandants d'armée, Préfets, Administrateurs applaudissent les actes des apôtres. Les ligues ne font point de vains appels à leurs membres. Les bonnes volontés surgissent. La femme française, toujours prête lorsqu'il s'agit de faire le bien, accourt à l'aide. Les conférences, les meetings s'organisent.

Oserez-vous manquer un peu de déférence
Envers ces électeurs d'élite : les bistros,
Qui tenaillent la chair et l'esprit de la France
Avec l'habileté d'émérites bourreaux ?

Comprenez qu'il s'agit d'une autre délivrance ;
Ne nous répondez point par un clin d'œil moqueur ;
Ne bouclez pas le lourd budget de notre France
Avec sa vie, avec sa force, avec son cœur !

Le forfait d'une guerre unique dans l'Histoire,
Si monstrueux soit-il, peut être compensé
Par deux bienfaits, dont l'un resterait votre gloire :
La paix dans la justice et l'alcool terrassé.

Maurice Bouchor.

La politique antialcoolique a ses champions qui font taire la voix des empoisonneurs publics.

Les coalitions des braves gens qui veulent endiguer le mal réunissent de tous les côtés des éléments *d'union sacrée*.

Aux orateurs comme les Reinach, les Schmidt, les Debove, les Vandervelde, les Lafont, les Bienaimé, répondent les voix des Maria Vérone, des Séverine, des Suzanne Grinberg qu'accompagnent Mmes Jules Siegfried, Cruppi, Alphen Salvador, de Witt-Schlumberger, Avril de Sainte-Croix et leur doyenne dans l'action, Mme Jules Ferry, l'illustre compagne du grand républicain disparu.

Et peu à peu, nous apercevons, à la suite des articles sensationnels du *Temps*, du *Figaro*, des *Débats*, de *l'Homme enchaîné* ou *libre*, de la *Victoire*, etc., la théorie des grands quotidiens qui dévoilent le mal pour y porter remède, et l'action mordante de *l'Œuvre* (1).

---

(1) 8 mai 1916, article de M. Gustave Téry dans « *l'Œuvre* ».

OU LE BISTRO SAUVE LA PATRIE

Savez-vous bien pourquoi l'Œuvre mène une si ardente campagne contre la bistrocratie ? Savez-vous bien quels intérêts inavouables elle sert en combattant l'alcoolisme ?

Il ne m'est plus possible de le celer davantage, car M. Paul Taquet vient de le découvrir et de le publier. M. Paul Taquet, che-

Et les Revues ne demeurent pas en arrière et les tracts se répandent et les livres paraissent malgré les difficultés sans nombre que rencontrent les éditeurs, malgré la crise du papier, malgré la cherté de la vie.

---

valier de la Légion d'honneur, ose écrire en effet, dans la Revue vinicole que la guerre à l'alcool est l'œuvre d'agents allemands qui cherchent à démoraliser nos soldats.

Vous ne croiriez point qu'à pareille heure un homme qui semble sérieux pût tenir sérieusement de pareils propos, si je ne vous mettais sous les yeux un échantillon de sa littérature :

L'explication de la campagne contre les spiritueux en France se précise par une note de l'agence Havas relative à l'armée allemande qui tente d'investir Verdun. L'Allemagne voudrait réserver à ses troupes seules l'usage de l'alcool, pendant que les soldats français seraient anémiés par les eaux minérales et déprimés par des tisanes engourdissantes.

Il paraît que les Allemands comptent également qu'en cas de choléra, pendant les grandes chaleurs de France ayant supprimé tous les spiritueux, même le rhum et le cognac, se trouvera dans l'impossibilité de combattre rapidement l'épidémie.

Nos ennemis pensent avec raison que les ravages seront énormes...

Ainsi parle M. Paul Taquet. Est-il besoin d'ajouter qu'à ce chevalier de l'honneur nous ne ferons pas l'honneur d'une réponse ?

Qu'il nous suffise, pour sa honte, d'épingler à son article cet extrait de la même Revue :

L'impopularité de nos généraux était probablement le

Vous qui me faites l'honneur de suivre la Croisade que je prêche, lisez le beau et bon livre de Georges Maurevert « *L'Alcool contre la France* », avec la préface de Louis Barthou et l'avant-propos de Jean Finot ; demandez à *l'Alarme*, « *l'Union sacrée contre l'alcoolisme* » du Direc-

but cherché par les agents de l'Allemagne. Par bonheur, *le patriotisme du commerce des boissons vient de sauver la situation.*

Par son attitude ferme et résolue, le commerce des boissons a sauvé la patrie. Il vient de mettre en déroute une armée d'espions et d'émissaires de l'Allemagne qui cherchaient à diviser les Français.

Le plan de ces intrigants était habilement conçu et il a failli réussir.

— « Comment rendre les généraux français impopulaires ? » se demandait avec anxiété la bande des suspects. Parbleu ! la réponse était facile. — « En faisant interdire aux soldats la distraction réconfortante du cabaret », se dirent bientôt les agents boches.

Mais il avait compté sans « l'admirable patriotisme du commerce des boissons », qui sut revendiquer énergiquement auprès des pouvoirs publics les droits imprescriptibles de l'alcool souverain — et « réduire ainsi l'Allemagne à la défensive ».

C'est du moins ce que nous explique, non sans lyrisme, cette prétendue Revue vinicole :

La diplomatie allemande restera désormais impuissante à troubler notre pays. On la voit venir.

Les manœuvres allemandes étant démasquées ne tarderont pas à prendre fin. Bravo les débitants !

Honneur à l'eau-de-vie qui réchauffe le cœur de nos

teur de la *Revue*. Voilà les derniers ouvrages où fourmillent les documents qui permettront de répondre, preuves en mains, à cette question « A qui la faute ? »

Que nos adversaires ne se méprennent pas sur la clameur qui s'élève. Qu'ils ne s'imaginent pas que ceux qui s'agitent sont des intellectuels et que le peuple empoisonné est demeuré avec eux.

Prenons garde aux gestes des travailleurs... : c'est le sous-titre du chapitre IV du livre de Jean Finot. « Le danger signalé par nous, écrit-il, n'est point imaginaire. Exaspérés par l'inactivité du gouvernement, les travailleurs, *conscients du danger dont l'alcoolisme les menace, de-*

---

soldats ! Gloire aux liqueurs qui réconfortent nos blessés et qui soutiennent le courage de la brave femme attendant tris'ement le retour du mari mobilisé.

Une larme d'eau-de-vie empêche bien des sanglots dans les circonstances présentes ; elle est d'un réconfort meilleur que le discours d'un avocat.

Que fait donc M. Jules Gaulier, tandis qu'on imprime ces ordures ?

M. Gaulier échoppe Démosthène !

S'il faut admettre la nécessité d'une censure, mise au service exclusif de la défense nationale, comment peut-on concevoir qu'elle laisse passer de pareils articles ?

Voilà ce que publient nos adversaires, — et c'est l'Œuvre que l'on saisit !

viennent dans leurs revendications de plus en plus agressifs... Le jour où les travailleurs commenceront à joindre leurs gestes aux discours, nous assisterons sans doute à la fermeture de tous les débits, nonobstant les protestations des intéressés. Car ce serait une des révolutions les plus redoutables que jamais le peuple ait entreprises contre les mauvais bergers : les parlementaires et les membres du gouvernement. »

Ce passage que nous extrayons du livre de combat le plus récent paru contre l'alcoolisme, et dans le texte duquel Anasta sie acru devoir opérer de fréquentes coupures, est significatif.

La politique antialcoolique fait chaque jour des recrues.

Bon mouvement. *Sursum corda !* L'heure est propice aux vastes pensées.

Et puis, regardez ce qui se passe sur l'océan de l'opinion :

La galère alcoolique fait eau de toutes parts. Peu à peu elle s'enfonce. Entraînant dans son sillage les verts courants de l'absinthe et des poisons, elle va s'abîmer dans le flot pur.

A l'horizon apparaît le navire libérateur. Au sommet de son grand mât à côté du drapeau de la Victoire flotte l'Etoile bleue, emblème des

Croisés qui ont déclaré la guerre à l'alcool. Le vent souffle dans les voiles.

Vous qui songez à être choisis demain, à l'issue de l'immense guerre, pour représenter les intérêts vitaux de la France, assurez dès maintenant votre passage à bord.

Lui aussi a comme devise *Fluctuat, nec mergitur*.

EPILOGUE

Présenter dans son ensemble l'œuvre néfaste
de cet épouvantable fléau qu'est l'alcoolisme ;
la suivre par toute l'Europe, au delà des Océans;
envisager le mal qui sévit avec fureur dans notre
belle France, plus particulièrement dans les régions où règne l'alambic ; en noter les effets ;
préciser l'inutilité de la médication bénigne qui
lui fut appliquée, l'insouciance du Parlement,
la faiblesse des gouvernements successifs, la
complaisance des fonctionnaires qui semblent
n'avoir de sourires que pour les fabricants et
les débitants de ce poison qui vicie la race et
l'annihile ; montrer le réveil — ici encore tar-
dif — des énergies, en présence de la gran-
deur du péril, rendue plus éclatante à la vue
l'*Autre Danger* ; énumérer les actes de la législation de guerre ; indiquer les moyens à employer pour vaincre l'*ennemi du dedans* par la
propagande, par les interventions judiciaires,
par les ententes nécessaires ; jeter le cri d'a-
larme : telle a été, en résumé, la tâche que
nous avons accomplie, en conformité du plan
que nous avions tracé.

Puissions-nous avoir apporté, à l'œuvre sainte
de la régénération de notre pays, une contribution utile.

Déjà lève la bonne semaille. Déjà, de tous
côtés les bonnes volontés se manifestent par la
parole et par la plume

Les meilleurs fils de la Nation, ceux que le
talent, le caractère, la science, la probité et la
respectabilité ont portés aux situations les plus
hautes, à l'Institut, aux Académies, au Bâton-
nat, à la tête de l'Université, ceux qui sont l'honneur de leur corporation, se réunissent, se coa-
lisent, dénoncent le mal, demandent au Gouvernement — quels que soient les hommes qui dé-
tiennent le pouvoir et à quelque parti qu'ils appartiennent — d'agir.

Et tous citent des exemples topiques que nous
avons maintes fois signalés au cours des divers
chapitres de notre *Croisade*. Et rien de ce qui se
passe dans ce champ d'action mondial, où se
livre la bataille contre l'alcoolisme, ne leur
reste étranger.

Ils remarquent qu'en réponse à la grève générale déclarée par les ouvriers norvégiens, le
gouvernement de ce pays, craignant les funestes
excitations produites par l'alcool sur des cer-
veaux déjà surchauffés, a décrété la prohibition
totale et immédiate de la vente, de la distribu-

tion, de l'importation et du transport de toutes
boissons contenant plus de 2 1/2 % d'alcool,
ainsi que de tous les vins.

Ils constatent, qu'avant de lancer en avant
en Volhynie, en Podolie et en Galicie ses ad-
mirables soldats, le général Broussilow leur a
interdit le vin, la bière et les boissons alcoolisées.

Bien qu'ils établissent un parallèle entre ce
qui se passe là-bas chez nos Alliés, et ce que l'on
voit encore aujourd'hui dans nos villes, centres
des dépôts régimentaires et même dans la zone
des armées en face de l'ennemi, ils gardent l'espérance de la venue de temps meilleurs.

Ne désespérons pas, mais regardons le péril
bien en face, tel qu'il se présente, même pendant la guerre, surtout pendant la guerre.

Il nous serait facile de traiter la question de
l'ivrognerie plus forte que la menace ennemie...

Il faut souvent se faire violence et se taire.

Qu'il me soit au moins permis de reproduire
ici cette phrase, prononcée le 7 mai 1916 en plein
Sorbonne par le Ministre d'Etat de Belgique,
le leader socialiste Vandervelde : « Dans la
guerre affreuse que nous menons, il faut aller
au plus pressé, au plus grave, au plus redoutable, et ce qui est redoutable, c'est la consommation de doses massives d'alcool, soit par les

ouvriers qui travaillent aux munitions, soit par
les soldats qui travaillent dans les tranchées. »

Voilà donc le péril encore une fois dénoncé.
Faisons des vœux pour qu'il soit vaincu et unis·
sons nos efforts pour y tendre.

La France alors renaîtra comme renaît au·
jourd'hui la Russie.

Ecoutez ce paysan et cet ouvrier russes :

— « Vous ne reconnaîtriez pas aujourd'hui
nos campagnes ! Les plus invétérés des ivrognes
redeviennent des hommes. Je ne trouve pas de
mots pour exprimer toute la profondeur de mon
bonheur. Une nouvelle vie commence. Ce cau-
chemar n'existe plus ! »

— « Je suis déjà vieux, j'ai de grands enfants.
Jusqu'à aujourd'hui, je ne les connaissais pas.
Quand ils étaient petits, j'étais toujours saoûl.
Quand ils sont devenus grands, ce sont eux qui
sont devenus saoûls. C'est seulement aujour-
d'hui, après la fermeture (des cabarets) que j'ai
fait connaissance de mes enfants. Je vous im-
plore, au nom de Dieu, de ne pas rétablir la
vente de l'alcool qui nous séparerait de nouveau. »

*
* *

Le problème de l'alcoolisme est lié intimement à cette autre question qui préoccupe les

prévoyants de l'avenir : la diminution de la natalité.

Egalement à la Sorbonne aux applaudissements de tous, Maria Vérone, parlant au nom des femmes françaises, s'écriait : « Supprimez l'alcoolisme, donnez à la femme un compagnon sain, solide, vigoureux, qui aime son foyer et non l'estaminet, qui apporte à la masse commune son salaire, au lieu de le boire, qui respecte celle qui s'est donnée à lui, au lieu de la battre. Supprimez l'alcoolisme qui engendre le rachitisme, la tuberculose, les pires déchets humains. Et vous verrez la femme française, vaillante et forte, heureuse de vivre, épanouie de santé, laborieuse ménagère, pendant que son homme travaillera, donner à la France de beaux enfants, de nombreux enfants, qu'elle sera fière de produire, convaincue alors qu'avec cette race régénérée la France reprendra à la tête de la civilisation la place qu'elle aura su reconquérir. »

* * *

Suppression de l'alcoolisme et de la tuberculose, augmentation de la natalité : voilà un beau programme.

En avant ! pour cette Croisade !

APPENDICE

——

I

*Ce livre était à l'impression quand, d'une part, le
22 juin 1917 M. le Ministre de l'Intérieur a adressé
aux Préfets sa circulaire relative à la vente des spiritueux et quand, d'autre part, ont eu lieu au Parlement
les dernières discussions relatives à la loi sur la répression de l'ivresse publique et sur la police des débits de
boissons.*

Arrêtons-nous un inst ̀t sur ces textes.

Circulaire du 22 juin 1917.

A cette date, M. le Ministre de l'Intérieur a adressé
aux préfets la circulaire suivante, *relative à la réglementation de la vente des spiritueux (vente à consommer
sur place, vente au détail à emporter).*

« Monsieur le Préfet, vous trouverez ci-joint un nouveau modèle d'arrêté relatif à la réglementation de la
vente au détail des spiritueux *à consommer sur place et
à emporter.*

Vous voudrez bien substituer ce nouveau texte à celui
actuellement en vigueur.

Les principes sur lesquels repose la nouvelle réglementation sont les suivants :

1° La consommation des spiritueux dans les débits ne doit plus être autorisée qu'à titre d'accessoire de la nourriture. C'est dans cette pensée qu'elle sera permise aux heures correspondant aux deux principaux repas et à raison de deux heures pour chacun de ces repas.

Pour la fixation de ces heures, vous vous inspirerez des habitudes de votre région. Des dérogations pourront d'ailleurs être admises par vous, en ce qui concerne les heures fixées, lorsque des conditions locales d'existence ou certaines circonstances particulières le justifieront ;

2° Ce n'est pas seulement la vente au détail des spiritueux que l'on consomme dans les cafés et cabarets qu'il s'agit d'interdire. Il faut mettre obstacle à la faculté de se procurer n'importe où et par petite quantité des spiritueux à emporter. C'est là le complément rationnel et nécessaire de la première interdiction.

Votre arrêté empêchera donc la vente « au petit détail » c'est-à-dire par quantité de même espèce inférieure à deux litres (ou à deux bouteilles de 90 centilitres chacune), et cela dans les établissements de quelque nature que ce soit, où se débitent des boissons alcooliques.

Je vous prie de prendre toutes les dispositions nécessaires pour que cette réglementation soit appliquée dans le plus bref délai possible.

Vous voudrez bien m'adresser, sous le timbre ci-contre, un exemplaire de votre arrêté.

Le Ministre de l'Intérieur,
MALVY,

Le texte de l'arrêté-type a été immédiatement reproduit dans l'ordonnance de M. le Préfet de police Hudelo :

Le préfet de police,

Vu l'arrêté préfectoral en date du 24 novembre 1915
interdisant dans tous les cafés, cabarets, estaminets et
autres débits de boissons la vente au détail des spiritueux le matin jusqu'à 11 heures et en ce qui concerne
les femmes et les mineurs au-dessous de 18 ans pendant
la durée d'ouverture de ces établissements.

Considérant que, dans les circonstances actuelles, il
importe, en vue d'assurer le maintien de la sûreté et de
la tranquillité publique, de restreindre davantage la consommation de l'alcool et, à cet effet, d'en réglementer la
vente plus étroitement.

Arrête :

ARTICLE PREMIER. — La vente au détail des *spiritueux
à consommer sur place* est interdite dans tous les cafés,
estaminets et autres débits de boissons de quelque nature
que se soit, sauf aux heures correspondant aux deux
repas principaux et fixées comme suit, à raison de deux
heures pour chacun de ces repas : de 12 heures à 14 heures,
et de 19 heures à 21 heures.

L'interdiction demeurera applicable pendant toute la
durée d'ouverture de ces établissements en ce qui concerne les femmes et les mineurs au-dessous de 18 ans.

ART. 2. — La vente au détail des spiritueux à emporter est interdite dans tous les débits de boissons de
quelque nature qu'ils soient en quantité de même espèce
inférieure à 2 litres ou à deux bouteilles de 90 centilitres
chacune.

ART. 3 — Ne sont pas compris dans les interdictions
formulées par les art. 1er et 2e du présent arrêté :

1° Le vin, la bière, le cidre, le poiré, l'hydromel ;

2° Pourvu qu'ils ne titrent pas plus de 18° les vins de
liqueurs et d'imitation ainsi que les vins aromatisés pré-

parés sans addition, macération, ni distillation de substances contenant des essences ;

3º Pourvu qu'elles ne titrent pas plus de 23º, les liqueurs
sucrées préparées avec des fruits frais.

ART. 4. — Toute contravention au présent arrêté sera
constatée et poursuivie conformément aux lois en vigueur.

ART. 5. — L'arrêté préfectoral en date du 24 novembre
1915 susvisé est rapporté.

ART. 6. — Le secrétaire général de la préfecture de
police, le directeur du cabinet, le directeur de la police
municipale, le directeur de la police judiciaire, ainsi que
les fonctionnaires et agents placés sous leurs ordres, le
colonel commandant la légion de la garde républicaine et
le colonel commandant la gendarmerie de la Seine, sont
chargés, chacun en ce qui les concerne, de l'exécution du
présent arrêté.

Le Préfet de Police,
Signé : **L. HUDELO**.

Le lecteur, qui a lu et relu la très spirituelle préface de mon éminent ami M. le bâtonnier Charles
Chenu, y a trouvé une sérieuse critique de cette circulaire qui n'a satisfait personne, témoin ces observations contenues dans le *Bulletin de l'Alarme* (juillet
1917).

On vient d'adresser aux préfets une circulaire « les invitant à interdire » la vente au détail des spiritueux à consommer sur place : 1º en ce qui concerne les femmes et
les mineurs au-dessous de dix-huit ans « pendant toute
la durée de l'ouverture des établissements », c'est-à-dire
des « cafés, estaminets et autres débits de boisson » ;
2º pour tous les autres consommateurs pendant la même

durée, « sauf aux heures correspondant aux deux repas principaux ». Quant aux spiritueux à emporter, les préfets sont en même temps invités à l'interdire absolument, du moins « en quantité de même espèce » si cette quantité est inférieure à deux litres ou à deux bouteilles de 90 centilitres chacune.

Cette circulaire n'est sans doute pas à dédaigner. Mais quelle interprétation les préfets seront-ils fondés à donner à l'expression de « spiritueux ». La circulaire ne considère comme « spiritueux » ni les vins de liqueur d'imitation, ni les vins aromatisés « ne titrant pas plus de 18 degrés », ni les liqueurs sucrées préparées avec des fruits frais « pourvu qu'elles ne titrent pas plus de 23º ». La vente au détail en reste autorisée, en tout temps et partout, même aux femmes et aux mineurs au-dessous de dix-huit ans. Ces boissons alcooliques sont mises au même rang que le vin, la bière et le cidre.

C'est mieux que rien ! Mais en accomplissant seulement une partie de son devoir, le Gouvernement montre aussi la timidité de sa décision. Si l'on a pu méconnaître jamais le danger de l'alcool, ce n'est pas par les temps que nous traversons, quand le soleil chauffe, dans les cervelles, des idées qui n'ont pas besoin d'être d'abord chauffées par les spiritueux. En pleine souffrance et en plein tourment d'espoir, nous ne sommes sauvés de nos alarmes que par une très attentive lucidité mentale. Ce n'est pas le moment de boire et de chercher la folie dans « le petit verre ».

Contre l'alcool et ses méfaits, il n'y a point de demi-mesure. Les pouvoirs publics sont sans courage contre l'alcoolisme. La France entière est écœurée de voir que nous sommes à peu près le seul pays où l'alcool continue à se débiter presque sans restrictions ; qui parle de fermer les bistrots et les cafés certains jours ? et pourtant nous n'avons pas trop d'alcool pour la fabrication de nos explosifs ; et la fabrication de l'alcool absorbe de belles

quantités de grains et de betteraves. Mais les syndicats de
distillateurs sont si puissants qu'ils font trembler les pouvoirs publics. Quelle pitié ! Des quantités de choses s'é-
croulent, en attendant l'écroulement du militarisme prus-
sien. Seulement l'alcool résiste à l'orage.

M. le Ministre de l'Intérieur était cependant solli-
cité de faire plus et mieux.

Nous devons, en effet, constater que certains fonctionnaires de l'ordre administratif et judiciaire com-
prennent le devoir à accomplir et l'accomplissent.

Citons à titre d'exemple — car nous devons éveil-
ler les émulations — les actes du Préfet de la Loire-
Inférieure et du Procureur de la République de Lyon,
actes concommittants.

A la date du 6 juin 1917, pour réprimer à la fois
l'alcoolisme et la prostitution M. le Préfet de la Loire-
Inférieure a pris l'arrêté suivant :

ARTICLE PREMIER. — Il est interdit à tous les débitants
de boissons, cafés et cabaretiers :

1º D'employer dans leurs établissements, exception
faite pour la femme, les enfants et petits-enfants de l'exploitant, les orphelins et les membres de sa famille à sa
charge ;

Des filles de moins de 18 ans ;

Des filles ou femmes de plus de 18 ans, non munies
d'un certificat de bonne vie et mœurs, datant de plus de
trois mois, à moins qu'elles n'appartiennent à la famille
du débitant ;

2º De placer à la devanture des débits de boissons,
cafés, comptoirs, bars et établissements similaires, des
rideaux, carreaux et vitraux opaques, et, en général,

d'employer tous autres moyens empêchant de voir de l'extérieur à l'intérieur des établissements ;

3º De recevoir des consommateurs dans d'autres salles que celles où le public a accès, ainsi que dans des salles du fond ou arrière-magasin ne pouvant pas être surveillés du dehors ;

4º De laisser des femmes et filles employées dans leurs établissements s'asseoir auprès des clients et consommer avec eux ;

5º D'employer ou de recevoir habituellement des femmes de débauche pour se livrer à la prostitution dans leurs établissements et dans les locaux y attenant.

Art. 2. — Les abords des gares, des casernes, des arsenaux, des établissements d'instruction et de culte, des squares, les marchés, les promenades publiques et les principales voies publiques et, dans les villes maritimes, les quais où débarquent les passagers, les jetées, les terre-pleins, les plages sont interdites aux femmes inscrites.

Art. 3. — Les hôteliers et logeurs ne pourront loger ou même recevoir occasionnellement, pour se livrer à la prostitution, les femmes inscrites, si elles ne justifient pas qu'elles se conforment aux dispositions réglementaires, notamment en ce qui concerne les visites sanitaires.

Art. 4. — Devront être inscrites sur le registre spécial, pour être régulièrement soumises aux visites sanitaires, toutes femmes qui, sur la voie publique, dans des lieux ouverts au public, ou de toutes ouvertures prenant vue sur la voie publique, provoqueront habituellement à la débauche ou se livreront au racolage d'une manière quelconque.

Art. 5. — Toute contravention au présent arrêté sera constatée et poursuivie conformément aux lois en vigueur.

Art. 6. — Les sous-préfets, maires, officiers de gendarmerie, commissaires de police judiciaire et agents de la force publique sont chargés, chacun en ce qui le concerne, de l'exécution du présent arrêté.

Nantes, le 6 juin 1917,

Le Préfet : L. HYÉRARD.

Par ailleurs M. Maurice Gros, Procureur de la République à Lyon, qui avait assisté dans cette ville aux réunions du Congrès régional contre l'alcoolisme organisé par les sections de la Ligue Nationale du boulevard Saint-Germain, a adressé les deux circulaires suivantes aux Commissaires de police et aux Juges de paix de son ressort.

Lyon, le 12 juin 1917.

PARQUET DE LYON

Le Procureur de la République a Lyon, a Messieurs les Commissaires de police de l'arrondissement.

Je vous invite à assurer strictement l'application de la loi du 23 janvier 1873, « tendant à réprimer l'ivresse publique et à combattre les progrès de l'alcoolisme ».

Je signale particulièrement à votre attention les dispositions des art. 4 et 11, édictant des pénalités contre les cabaretiers qui ont recu des gens ivres ou servi des liqueurs alcooliques à des mineurs de seize ans, et prescrivant l'arrestation de toute personne en état d'ivresse sur la voie publique. Je vous rappelle à cette occasion ma circulaire du 8 juin 1915.

D'autre part, je vous prie de vérifier personnellement la situation légale des débitants établis dans votre circonscription et de dresser procès-verbal contre ceux qui auraient contrevenu aux lois du dix-sept juillet 1880 et du 9 novembre 1915.

Cette revision provoquera sans doute la fermeture d'un certain nombre de débits ouverts contrairement aux prescriptions légales.

Lyon, le 8 juin 1917.

PARQUET
DE
LYON

Le Procureur de la République a Messieurs les Juges de Paix de l'arrondissement.

En vue d'une application uniforme et plus stricte des prescriptions de la loi du 23 janvier 1873 (art. 4), tendant à réprimer l'ivresse publique et à combattre les progrès de l'alcoolisme, je vous rappelle les termes d'un arrêt de la Cour de Cassation en date du 16 août 1877.

> *Il y a connexité,* dit la Cour suprême, *entre la contravention commise par l'aubergiste qui donne à boire à un homme en état d'ivresse manifeste et la contravention commise par le buveur.* — Par suite, les deux contrevenants doivent être condamnés solidairement aux dépens.

J'appelle votre attention d'une manière toute spéciale sur l'intérêt qu'il y a à comprendre, dans une même pousuite, les deux contrevenants (aubergiste et consommateur) afin que le principe posé par la Cour de Cassation puisse recevoir exactement son application.

Vous voudrez bien veiller à la transmission régulière des bulletins n° 1 d'ivresse à mon Parquet.

Je vous prie de m'accuser réception de la présente circulaire.

Le Procureur de la République,
Maurice Gros.

Puissent ces exemples, portés à la connaissance des autres fonctionnaires, faire naître des mesures analogues dans tous les départements et dans tous les ressorts judiciaires !

Le *Journal Officiel* du mercredi 8 octobre 1917 contient le texte de la loi sur la répression de l'ivresse publique et sur la police des débits de boissons.

Loi sur la répression de l'ivresse publique
et sur la police des débits de boissons.

Le Sénat et la Chambre des députés ont adopté,

Le Président de la République promulgue la loi dont la teneur suit :

Art. 1er. — Sera puni d'une amende d'un à cinq francs (1 à 5 fr.) inclusivement, quiconque sera trouvé en état d'ivresse manifeste dans les rues, chemins, places, cafés, cabarets ou autres lieux publics.

Il y a récidive lorsque, depuis moins de douze mois, le contrevenant a subi une condamnation pour la même infraction.

En cas de première récidive, la peine d'emprisonnement pendant trois jours au plus sera prononcée.

Art. 2. — En cas de nouvelle récidive, dans les douze mois qui auront suivi la deuxième condamnation, l'inculpé sera traduit devant le tribunal de police correctionnelle et puni d'un emprisonnement de six jours à un mois et d'une amende de seize francs à trois cents francs (16 fr. à 300 francs).

Quiconque, ayant été condamné en police correctionnelle pour ivresse depuis moins d'un an, s'est de nouveau rendu coupable du même délit, sera condamné au maximum des peines indiquées au paragraphe précédent, lesquelles pourront être élevées jusqu'au double.

Art. 3. — Toute personne qui aura été comdamnée deux fois en police correctionnelle pour délit d'ivresse manifeste, conformément à l'article précédent, sera déclarée,

par le second jugement, incapable d'exercer pendant
deux ans, à partir du jour où la condamnation sera devenue irrévocable, les droits suivants : 1° de vote et d'é-
lection ; 2° d'éligibilité ; 3° d'être appelée ou nommée aux
fonctions de juré ou autres fonctions publiques ou aux
emplois d'administration, ou d'exercer ces fonctions ou
emplois ; 4° de port d'armes. Elle pourra, en outre, être
déchue, à l'égard de ses enfants et descendants, de la
puissance paternelle et des droits énumérés à l'article 1er
de la loi du 24 juillet 1889.

Art. 4. — Seront punis d'une amende d'un à cinq
francs (1 à 5 fr.) inclusivement, les cafetiers, cabaretiers
et autres débitants qui auront donné à boire à des gens
manifestement ivres ou qui les auront reçus dans leurs
établissements ou auront servi des spiritueux et des
liqueurs alcooliques à des mineurs âgés de moins de
dix-huit ans accomplis.

Les malades hospitalisés dans un asile d'aliénés ou
dans une colonie familiale sont, en ce qui concerne l'application de la présente loi, assimilés aux mineurs âgés
de moins de dix-huit ans.

Toutefois, dans le cas où le débitant sera prévenu d'a-
voir servi des spiritueux ou des liqueurs alcooliques à un
mineur de moins de dix-huit ans accomplis ou à un malade hospitalisé, il pourra prouver qu'il a été induit en
erreur sur l'âge du mineur ou l'état du malade. S'il fait
cette preuve, aucune peine ne lui sera applicable de ce
chef.

Il y a récidive lorsque, depuis moins de douze mois, le
contrevenant a subi une condamnation pour des faits réprimés par la présente loi.

En cas de première récidive, la peine d'emprisonnement pendant trois jours au plus sera prononcée.

Art. 5. — Seront punis d'un emprisonnement de
six jours à un mois et d'une amende de seize à trois cents

francs (16 fr. à 300 fr.) les cafetiers, cabaretiers et autres débitants qui, dans les douze mois qui auront suivi la deuxième condamnation prononcée en vertu de l'article précédent, auront commis une des infractions prévues audit article.

Quiconque, ayant été condamné en police correctionnelle pour l'une ou l'autre des mêmes infractions, depuis moins d'un an, se rendra de nouveau coupable de l'une ou l'autre d'entre elles, sera condamné au maximum des peines indiquées au paragraphe précédent, lesquelles pourront être portées jusqu'au double.

ART. 6. — Toute personne qui aura subi deux condamnations en police correctionnelle, pour l'un ou l'autre des délits prévus en l'article précédent, sera déclarée, par le second jugement, incapable d'exercer les droits indiqués en l'article 3. Dans le même cas, le tribunal pourra ordonner, sous les peines d'une amende de vingt-cinq francs à cinq cents francs (25 fr. à 500 fr.) et d'un emprisonnement de six jours à six mois, la fermeture de l'établissement pour un temps qui ne saurait excéder un mois.

ART. 7. — Sera puni d'un emprisonnement de six jours à un mois et d'une amende de seize francs à trois cents francs (16 fr. à 300 fr.) quiconque aura fait boire jusqu'à l'ivresse un mineur âgé de moins de dix-huit ans accomplis.

Sera puni des peines portées aux articles 5 et 6, tout cafetier, cabaretier et autre débitant de boissons qui, ayant subi une condamnation depuis moins d'un an en vertu du paragraphe précédent, se sera de nouveau rendu coupable soit du même fait, soit de l'un ou de l'autre des faits prévus à l'article 4.

ART. 8. — Il est interdit de vendre au détail à crédit[1] soit au verre, soit en bouteille, des spiritueux et liqueurs alcooliques à consommer sur place ou à emporter.

L'action en payement de boissons vendues en infraction au paragraphe précédent ne sera pas recevable.

Il est également interdit, sous les peines prévues à l'article 4, de vendre, même au comptant et pour emporter, lesdites boissons à des mineurs âgés de moins de dix-huit ans.

Art. 9. — Il est interdit d'employer, dans les débits de boissons à consommer sur place, des femmes de moins de dix-huit ans, à l'exception de celles appartenant à la famille du débitant.

Les articles 475 et 476 du code pénal s'appliquent aux infractions prévues par le présent article.

Il y a récidive lorsque, depuis moins de douze mois, le contrevenant a subi une condamnation pour des faits réprimés par la présente loi.

Art. 10. — Tous cafetiers, cabaretiers, tenanciers de cafés-concerts et autres débitants de boissons à consommer sur place, qui en employant ou en recevant habituellement des femmes de débauche ou des individus de mœurs spéciales, pour se livrer à la prostitution dans leurs établissements ou dans les locaux y attenant, auront excité ou favorisé la débauche, seront condamnés à un emprisonnement de six jours à six mois et à une amende de cinquante francs à cinq cents francs (50 fr. à 500 fr.).

Les peines ci-dessus pourront être portées au double, si les femmes de débauche ou les individus de mœurs spéciales, visés au paragraphe précédent, appartiennent à la famille du délinquant.

Les coupables seront déchus pendant cinq ans de leurs droits politiques.

La fermeture définitive du débit sera ordonnée par le jugement.

Art. 11. — Toutes les condamnations à l'emprisonnement d'un mois au moins, pour une infraction quelconque aux dispositions de la présente loi, entraîneront

de plein droit, pour ceux contre lesquels elles seront prononcées, l'interdiction d'exploiter un débit de boissons.

Cette incapacité cessera en cas de réhabilitation.

Elle cessera après cinq ans, à compter du jour où lesdites condamnations sont devenues définitives, si, pendant ces cinq ans, les condamnés n'ont encouru aucune
peine correctionnelle d'emprisonnement.

ART. 12. — Le tribunal correctionnel, dans les cas prévus par la présente loi, pourra ordonner que son jugement soit affiché à tel nombre d'exemplaires et en tels
lieux qu'il indiquera.

ART. 13. — L'article 463 du code pénal sera applicable
aux peines d'emprisonnement et d'amende prévues par
la présente loi. L'article 59 du même code ne sera pas
applicable aux délits prévus par les articles 2, 5 et 7 de la
présente loi.

ART. 14. — Les procès-verbaux constatant les infractions prévues dans les articles précédents seront transmis au procureur de la République dans les trois jours
au plus tard, y compris celui où aura été reconnu le fait
sur lequel ils sont dressés.

ART. 15. — Toute personne trouvée en état d'ivresse
dans les rues, chemins, places, cafés, cabarets ou autres
lieux publics, devra être, par mesure de police, conduite
à ses frais au poste le plus voisin ou dans une chambre
de sûreté, pour y être retenue jusqu'à ce qu'elle ait recouvré sa raison.

ART. 16. — Le texte de la présente loi sera affiché à la
porte de toutes les mairies et dans la salle principale
de tous cabarets, cafés et autres débits de boissons ; un
exemplaire en sera adressé à cet effet à tous les maires,
cabaretiers, cafetiers et autres débitants de boissons.
Toute personne qui aura détruit ou lacéré le texte affiché

sera condamnée à une amende d'un à cinq francs (1 à 5 fr.) et aux frais du rétablissement de l'affiche. Sera puni de même tout cabaretier, cafetier ou débitant chez lequel ledit texte ne sera pas trouvé affiché.

ART. 17. — Les gardes-champêtres, agents de la force publique et autres personnes désignées en l'article 9 du code d'instruction criminelle sont chargés de rechercher et de constater, chacun sur le territoire sur lequel il est assermenté, les infractions à la présente loi. Ils dressent des procès-verbaux pour établir ces infractions.

ART. 18. — La présente loi est applicable à l'Algérie et aux colonies.

ART. 19. — La loi du 23 janvier 1873 sur l'ivresse publique est abrogée.

La présente loi, délibérée et adoptée par le Sénat et par la Chambre des députés, sera exécutée comme loi de l'Etat.

Fait à Paris, le 1er octobre 1917.

R. POINCARÉ

Par le Président de la République :

Le Ministre de l'Intérieur,

T. STEEG.

Le Garde des Sceaux, Ministre de la Justice,

RAOUL PÉRET.

Le Ministre de Colonies,

RENÉ BESNARD.

Nous devons borner ici cette note complémentaire.

La loi qui porte la date du 1er octobre 1917 est restée deux ans en discussion. C'est en effet en juillet et en septembre 1915 que la loi est venue en première délibération devant la Chambre. Après un séjour prolongé au Sénat elle a fait à nouveau l'objet des discussions de MM. les députés en septembre 1917. Nous avons indiqué au cours de notre œuvre les interventions qui s'étaient produites. Nous renvoyons le lecteur aux derniers débats parlementaires (Chambre — 1917 — 92ᵉ et 93ᵒ séance). Il y verra notamment qu'un amendement de M. Lefas tendant à retrancher de l'article 3 ces mots « 1ᵒ de vote et d'élection » n'a été repoussé que par 287 voix contre 221 qui l'adoptaient. Par contre, un amendement de M. François Fournier tendant à supprimer le dernier alinéa de l'article 10 : « La fermeture définitive du débit sera ordonnée par le jugement », n'a recueilli que 63 voix contre 403. L'ensemble de la loi a réuni sur 454 votants pour l'adoption 414 contre 40.

Ont voté contre :

MM. ALEXANDRE-BLANC. — AUBRIOT (Paul).
BERTHON. — BOUISSON (Bouches-du-Rhône). — BOUVERI. — BRAS. — BRETIN (Théo). — BUISSET.
CADOT.
DALBIEZ. — DEFOS (Louis). — DEGUISE. — DURRE.
EMILE FAVRE.
FAURE (Emile). — François FOURNIER.
GIRARD (Auguste). — GIRAQ. — GUISLAIN (Louis)
JUGY.
LAGROSILLIÈRE. — LAGUERRE. — LAVAL (Pierre). — LEFEBVRE (François). — LENOIR. — LEVASSEUR. — LOUP (Henri).
MAGNIAUDÉ. — MAHIEU. — MAÎTRE. — MANUS. — MAYÉRAS. — MÉLIN (Pierre). — MORIN (Ferdinand).
PHILBOIS. — Pierre RAMEIL. — PONCET (Paul). — PONSOT (Georges)
RAFFIN-DUGENS.
VOILLOT.

II

Je ne résiste pas au conseil que m'ont donné plusieurs amis, de faire ici paraître, avec l'assentiment de son auteur, la lettre que vient de m'adresser mon compatriote M. Schmidt, le très distingué Président du groupe anti-alcoolique de la Chambre.

Chambre des Députés.
Paris, le 14 octobre 1917.

Cher Monsieur,

Vous me demandez ce que je pense de la dernière circulaire Malvy et des arrêtés préfectoraux réglementant la vente de l'alcool qui en furent la conséquence.

Je ne pourrai évidemment que vous en dire du bien puisque c'est à la demande du groupe anti-alcoolique que ces mesures furent prises.

Voici d'ailleurs dans quelles conditions.

Lorsque le cabinet Briand échoua dans sa tentative de faire prononcer par décret-loi l'interdiction de l'alcool pendant la guerre, le groupe anti-alcoolique estima que le Gouvernement pouvait pourtant, en vertu des pouvoirs de police qu'il possède, prendre à l'égard de l'alcool de sévères mesures de restrictions.

Il demanda alors, par une note remise au Président du Conseil et au Ministre de l'Intérieur, que la consommation de l'alcool ne fût tolérée dans les débits et restaurants qu'aux heures des repas et que la vente à emporter fût interdite.

Malgré l'examen favorable que fit de notre proposition le Conseil des Ministres, malgré les démarches pressantes que nous ne cessâmes de faire pour que ces mesures soient adoptées, les mois s'écoulèrent sans qu'aucune décision ne fût prise.

Au mois de juin 1917, le groupe anti-alcoolique se réunissant de nouveau à la rentrée des Chambres, décida de déposer une proposition de résolution invitant le Gouvernement à déposer dans un très court délai un projet de loi prononçant l'interdiction de l'alcool pendant la guerre.

L'avis favorable donné à cette proposition par la Commission d'Hygiène décida le Gouvernement à agir enfin, et c'est alors seulement qu'il adopta les mesures que nous lui réclamions sans succès depuis plusieurs mois.

Nous eussions néanmoins désiré que notre proposition vint en discussion, mais le Gouvernement ne nous donna aucun appui, et la Commission des Présidents se refusa à l'inscrire à l'ordre du jour de la Chambre, estimant que la question de l'alcool serait discutée à fond à l'occasion du projet sur le régime de l'alcool qui depuis longtemps figurait au programme de travail.

L'interdiction de la vente de l'alcool en dehors des deux heures consacrées aux deux principaux repas marque évidemment un progrès. Les arrêtés précédents n'interdisaient l'alcool aux hommes que jusqu'à onze heures du matin. On pouvait donc à partir de cette heure consommer librement toutes les boissons distillées. Maintenant, ce n'est que de midi à 2 heures et de 7 h. 1/2 à 9 h. 1/2 pour Paris, que l'alcool peut être servi. Cela équivaut dans la majeure partie des cas à l'interdiction des apéritifs à base d'alcool et à la limitation de la consommation des liqueurs et eaux-de-vie qui ne peuvent plus être prises que comme compléments des repas.

Les statistiques n'ont pas encore été publiées mais nous pouvons prévoir dès maintenant une réduction certaine de la consommation.

Mais la vente à emporter n'a pas été suffisamment comprimée. Il fallait l'interdire complètement, comme nous le demandions, ou tout au moins lui imposer des limites telles que l'acquisition de l'alcool ne restât possible qu'à des personnes capables de faire des achats importants.

Les arrêtés préfectoraux sont donc loin de nous donner pleine satisfaction, car ils ne répondent pas absolument à ce que nous avons demandé. Je dois ajouter que ces arrêtés, malgré leur modération, ne sont pas partout appliqués, bien que le Ministre dans sa circulaire n'ait plus recommandé la même tolérance que dans sa circulaire précédente, dont les encouragements à la faiblesse dans la répression avaient soulevé d'unanimes protestations.

L'application des lois et des arrêtés sur l'alcool est subordonnée à la bonne volonté de la police et nous

savons avec quelle faiblesse coupable celle-ci s'en dé-
sintéresse la plupart du temps. Peut-il d'ailleurs en
être autrement quand l'exemple vient d'en haut ?

Nous assistons en ce moment à ce spectacle navrant:
un gouvernement qui, lui-même, sciemment, volon-
tairement, viole les lois votées par le Parlement !

La loi de finances qui a supprimé le privilège des
bouilleurs de cru a nettement prescrit que tout l'alcool fabriqué industriellement serait réservé aux
usages industriels, c'est-à-dire : explosifs, produits
chimiques, parfumerie, pharmacie..... etc.

En vertu de ce texte, et pour satisfaire aux besoins
de la défense nationale, le Gouvernement a fait réqui-
sitionner tous les stocks d'alcool d'industrie importés
par les distillateurs.

Mais sur les démarches pressantes de ceux-ci ap-
puyées par des parlementaires influents, le Gouvernement a rétrocédé aux fabriques d'apéritifs, de liqueurs, etc... 80.000 hectolitres sur les 130.000 réqui-
sitionnés

Il s'agissait d'empêcher la fermeture de quelques
grandes fabriques d'apéritifs et de liqueurs qui allaient
cesser leur fabrication faute d'alcool et le Gouvernement, contrairement à la loi, contrairement à l'intérêt supérieur du pays, céda devant les menaces des
puissants distillateurs.

D'autre part, la loi interdisant l'absinthe a formellement prescrit que les établissements qui fabrique-
raient ou vendraient de l'absinthe seraient fermés.
Or, un grand café de Paris a vendu, en violation de

a loi, plus de 800 litres d'absinthe. Le tribunal le condamna à la fermeture comme tant d'autres petits débits. Ceux-ci furent de suite fermés, mais le grand établissement demeure ouvert au grand étonnement de l'opinion publique.

Il ne suffit pas de voter des lois et de prendre des arrêtés, il faut encore en assurer l'application.

Or, il y a en France, un syndicat puissant de gros distillateurs, producteurs de boissons alcooliques, pour qui les prescriptions de la loi sont inexistantes, qui fait capituler le Gouvernement et qui fait bon marché du salut du pays.

L'un de ces représentants ne craignait pas d'écrire dans la *Revue Vinicole* (n° du 4 octobre) cette phrase scandaleuse : « Mettons la littérature, l'art, la politique, la philosophie, le patriotisme et la tradition nationale, au service de nos intérêts. » Tant que des mesures n'auront pas été prises pour empêcher de nuire ces mauvais Français, notre pays ne pourra se guérir de l'alcoolisme qui le ruine.

Réclamons donc un Gouvernement conscient de ses devoirs, respectueux des lois, qui saura résister aux menaces des gros distillateurs dont l'intérêt prime le patriotisme, et prendre à l'égard de l'alcool, notre ennemi intérieur, les mesures énergiques que réclame le salut du pays.

Veuillez agréer, cher Monsieur, l'expression de mes sentiments les meilleurs.

Henri Schmidt,
Député des Vosges.

TABLE DES MATIERES

CHAPITRE I

VUE D'ENSEMBLE

CHAPITRE II

LE MAL

CHAPITRE III

LES REMÈDES

CHAPITRE IV

LES MOYENS

La Propagande. — L'Intervention. —
Les Ententes nécessaires.

CHAPITRE V

EPILOGUE

DOCUMENTATION

CHAPITRE I

CHAPITRE II

CHAPITRE III

CHAPITRE IV

CHAPITRE V

APPENDICE

Vannes. — Imprimerie Lafolye Frères, 2, place des Lices.